환자의 시선

Authorized translation from the Japanese language edition, entitled
患者の目線 医療関係者が患者・家族になってわかったこと
ISBN 978-4-260-02021-3
編：村上 紀美子
published by IGAKU-SHOIN LTD., TOKYOCopyright ©2014

Korean language edition published by HanEon Co., Ltd. Copyright©2016

환자나 환자 가족이 되면서
비로소 알게 된 것들

환자의 시선

무라카미 기미코 편저 | 김지원, 윤지나 옮김

환자의 시선에서 이야기하다

의료의 주체는 환자다. 그리고 의료 서비스는 환자의 말을 듣는 일에서 시작한다. 그렇지만 병원의 현실을 들여다보면 이런 말들을 듣기 마련이다.

"환자가 원하는 만큼 이야기를 들어 주다 보면 진료 시간이 부족해 일을 다 처리할 수 없다", "모든 환자의 이야기를 전부 들을 수는 없는 것 아닌가. 그런데도 다른 사람의 경우와 비교하면서 자신의 이야기는 잘 들어 주지 않는다고 불만을 터뜨리는 환자들이 있다", "환자들은 예민하다. 그래서 나도 어쩌다 보니 화를 돋우거나 상처를 줄까 두렵다", "환자들의 사정을 듣다 보면 반드시 해결해 줘야 할 것 같은 생각이 드는 경우도 있다. 하지만 그렇게까지 책임질 수는 없다" 같은 말들이다.

이런 이유로 의료관계자는 환자의 말에 최선을 다해 귀 기울이기를 주저하곤 한다. 따라서 의료관계자였다가 환자 또는 환자의 가족으로 처지가 바뀐 사람들의 체험담을 들어 보면 '의료인이 처한 입장'과 '환자 및 환자 가족들의 심정'을 모두 알 수 있으리라 생각했다. 그중에서도 보통 사람들이 흔히 걸리는 질병이라면 환자 수가 압도적으로 많은 만큼, 놓치고 있는 부분도 분명 클 것이다. 그러므로 관심을 더욱 기울일 필요가 있다고 보았다.

이러한 취지에서 월간 《간호관리》는 '환자의 시선, 의료관계자가 환자 및 환자 가족이 되다'의 연재를 시작했다. 흔한 질병에 걸려 환자가 되거나 환자의 가족이 된 의사, 간호사, 간호교육교원, 의료 관련 행정 담당자, 저널리스트 등 내 주변에 있는 분들이 필자들이다.

필자들에게 본인 혹은 가족이 질병에 걸려 충격을 받은 순간이나 힘들어 한 시간 등에 대해 써달라고 했다. 극히 개인적인 기억을 가감 없이 생생하게 밝혀 달라고 다소 무례한 부탁을 한 것이다. 그래서 "차마 쓰지 못하겠다"라는 답변도 많았다. 그런데도 약 3년 동안 33회에 걸쳐 열아홉 명으로부터 정말 소중한 원고를 받았다. 글을 써 준 필자들에게 진심으로 감사를 전한다.

이 원고들에는 자신의 전문지식을 활용해 자기나 가족이 병에 걸려 경험한 것들을 차근차근 돌아보고, 자신이 의료관계자였을 때는 보지 못했으나 환자나 가족의 입장이 되니 비로소 보였던 것들이 담겨 있다. 더불어 의료인의 말과 행동이 환자와 그 가족에게 어떻게 비치며, 그것이 환자와 환자 가족의 말과 행동, 판단에서 드러나는 불안감과 어떻게 엇갈리는지를 보여 준다. 나아가 무엇을 어떻게 해야 하는지에 관한 뜻밖의 아이디어와 꿈도 의료관계자의 입장에서 제시한다.

연재 당시에는 독자들로부터 "한꺼번에 읽고 싶다", "환자를 이해하기 위한 교재로 쓰면 좋을 듯하다”와 같은 의견을 많이 받았다. 그래서 이렇게 한 권의 책으로 묶게 됐다.

단행본 출간 과정에서 필자들이 일부 내용을 추가하거나 수정하는 작업을 기꺼이 해 주었다. 이 귀중한 다큐멘터리 리포트는 읽는 사람의 연령이나 입장, 관심사나 고민 중인 문제에 따라 다르게 읽힐 수 있다. 그래서 각 글의 필자가 느낀 점을 참고 삼아 ‘이 에피소드에서 배울 점’이라는 코너를 각 장의 말미에 덧붙였다. 이 코너의 내용은 사회학을 배우고, 일본간호협회의 조사 연구와 홍보 분야에서 오래 근무했으며, 프리랜서가 된 뒤 국내외에서 계속 취재 활동을 하면서 두 아이를 키우고, 90세 안팎의 어르신 세 분을 돌보는 내가 느낀 점이기도 하다. 독자에게 작게나마 도움이 되기를 바란다.

제1장 ‘환자의 시선, 의료인의 시선’은 환자 수가 많아 일상적으로 맞닥뜨리는 질병(common disease)인 맹장, 자궁근종, 삼차신경통,[1] 이비인후과의 가벼운 수술과 수술 후 처치 등을 다루었다. 이런 질병들은 ‘의료인의 시선’에서 보면 진단이나 치료법이 확실하기 때문에 제대로 치료하면 목숨을 잃을 일이 거의 없다. 그러나 ‘환자의 시선’에서 보면 자신의 인생과 가족들의 생활을 뒤흔드는 대사건이다. 제1장을 읽으면 환자나 환자 가족과의 커뮤니케이션이나 케어, 심리적 측면에서의 배려가 얼마나 중요한지 새삼 깨달을 수 있을 것이다.

제2장 ‘암과 함께 살다’는 일본인 절반이 걸린다는 암에 관한 이야기

---

1 얼굴의 감각을 담당하는 뇌신경인 삼차신경의 이상으로 얼굴 한쪽에 칼로 도려내거나 전기에 감전된 듯한, 참을 수 없는 극심한 통증이 발작적이고 순간적으로 나타나는 질환 − 옮긴이

다. 암 검진 후 정밀검사가 필요하다는 통보를 받고, 그 뒤 불안에 떨며 확정 진단을 기다리기까지의 기간, 암 진단의 충격에서 벗어나 치료를 받을 만한 기력을 되찾는 데 필요한 도움, 직장에 복귀한 뒤 암 생존자로 사는 시간, 죽음이 멀지 않았음을 느끼며 보내야 하는 일상도 적었다. 이 장에서는 병을 치료하는 일에 대한 지원은 물론 심리적, 사회적 치료를 지원하는 일 역시 필요하다고 역설한다.

제3장 '혼란 속에서 선택하는 임종케어'에서는 인생을 마감하는 날의 경험을 소개한다. 임종이 가까운 환자가 위루술[2]이나 인공호흡(다른 나라에서는 거의 시행되지 않는 시술이다)을 선택했을 때 그 가족을 위해 진행하는 심리 케어, '심폐소생술은 받지 않겠다(DNR)'라고 밝히는 환자를 위해 구급차를 부를 때 대응 방법, 병원에서 친근한 사람과 마음을 나누며 받는 평온한 임종케어 서비스 등을 소개한다.

질병으로 사망하는 일도 늘어나면서 집이나 호스피스, 개호(介護, 돌봄) 시설 등에서 임종케어 서비스를 받는 경우도 많아지고 있다. 하지만 아직은 병원에서 삶을 마감하는 사람이 대부분이다. 따라서 제3장의 내용은 병원에서 평온한 죽음을 맞을 수 있도록 임종케어 관련 지침을 재정비하는 데 귀중한 자료가 될 것이다.

제4장은 '환자와 환자 가족의 이야기'다. 열네 번에 걸친 수술 경험, 심한 요통 때문에 고통을 겪으면서 병원을 찾은 사연, 5년간의 암 투병일기 등을 소개한다. 병에 걸리면 이전과는 완전히 다른 삶을 살아야

---

2 음식 섭취가 불가능한 환자에게 영양을 공급하기 위해 내시경으로 복벽에서 위로 통하는 영양 공급관을 삽입하는 시술 – 옮긴이

한다. 의료인과 환자의 궁합, 그리고 소통과 대화에 관해 새삼 깨닫게 될 것이다.

제5장에서는 '납득할 수 있는 케어로 가는 길'을 찾는다. 병원 입원과 퇴원, 임신과 출산, 골절 치료를 위한 깁스, 난치병으로 인한 장기 입원과 재택케어 서비스의 현장 등에서 일어나는 현실적인 문제와 제약, 그리고 그러한 것들과 관련하여 의료관계자와 환자, 환자의 가족 등 모두가 납득할 수 있는 케어 방법을 찾는다. '납득할 수 있는 케어'는 생각지도 못한 순간 불현듯 떠오르기도 하고, 용기를 내 만들어 가는 것이기도 하다.

이 책을 통해 의료관계자들이 환자나 환자의 가족이 됐을 때의 경험을 깨닫는다면, 오늘도 병원을 찾는 환자나 그 가족의 삶과 심정을 조금이나마 짐작할 수 있을 것이다. 어쩌면 의료관계자 자신의 내면에 숨어 있던 '환자의 시선'이 눈뜰지도 모른다.

환자의 시선에서는 무엇이 어떻게 보일까? 이 책을 읽고 나면 지금까지는 보이지 않던 풍경이 눈에 들어오기 시작할 것이다. 이렇게 '의료인의 시선'과 '환자의 시선'을 오가면서 생각하는 습관을 들이면 양쪽이 모두 납득할 수 있는 케어 방법을 찾을 수 있을 것이다. 의료관계자라면 직장 회의 자리에서나 연수를 받을 때 또는 학교 교실에서 환자의 시선으로 보이는 것들에 관해 토론해 보면 어떨까?

환자이자 환자의 가족이며 의료관계자의 친구

편저자 무라카미 기미코

차 례

프롤로그　환자의 시선에서 이야기하다 ⋯⋯⋯⋯⋯⋯⋯⋯⋯⋯⋯⋯⋯ 005

제1장　환자의 시선, 의료인의 시선

환자와 환자 가족의 걱정은 의료인의 상상을 초월한다
《가츠하라 유미코》 ⋯⋯⋯⋯⋯⋯⋯⋯⋯⋯⋯⋯⋯⋯⋯⋯⋯⋯⋯⋯⋯ 017

수술 후 통증은 당연하다? 《미와 교코》 ⋯⋯⋯⋯⋯⋯⋯⋯⋯⋯⋯ 024

약손요법과 희망으로 이어지는 말 《아보 준코》 ⋯⋯⋯⋯⋯⋯⋯ 032

커뮤니케이션의 우선노를 더 높여야 《후지노 야스히라》 ⋯⋯⋯ 039

제2장　암과 함께 살다

아내가 암에 걸리다 《니시무라 겐이치》 ⋯⋯⋯⋯⋯⋯⋯⋯⋯⋯⋯ 055

| 칼럼 | 매기 암센터 심리적 · 사회적 상담으로 병원을 지원하다》 ········· 063

'의학 지식이 있는 친구' 같은 상담사 《오이카와 유리코》 ········· 065

암 생존자인 간호사의 10년 《다카다 요시에》 ········· 071

꼼꼼히 보호받고 있었다 《우에노 하지메》 ········· 092

받아들일 수 있는 인생, 받아들일 수 있는 죽음 《이케다 쇼조》 ········· 099

제3장   혼란 속에서 선택하는 임종케어

위루술 선택의 기로에 서다 《아보 준코》 ········· 115

집에서 평온한 죽음을 맞고 싶지만 현실은……. 《다카기 미호》 ········· 122

스토리가 있는 인생을 위한 임종케어 《나카무라 요리코》 ········· 130

잠깐의 시선과 말 한마디가 환자 가족에게 주는 위안
《모치즈키 마사토시》 ········· 137

떠나는 사람과 보내는 사람 《이케다 아사코》 ········· 150

제4장   환자와 환자 가족의 이야기

물음표와 감탄사가 있는 간호 《사카키바라 치아키》 ········· 165

극심한 통증으로 병원을 찾아 헤매다 《무라카미 기미코》 ········· 173

환자 입장에서 함께 생각하는 고지(告知) 《무라타 미야비》 ········· 189

제5장 납득할 수 있는 케어로 가는 길

매뉴얼을 넘어선 지원의 비법 《후지와라 루미》 ── 215

바라는 점을 쉽게 말하지 못하는 이유 《사이토 모토코》 ── 222

| 칼럼 | 배드뉴스를 전하는 요령 ── 229

임산부를 주체적으로 만드는 건강교육 《오쿠보 나오코》 ── 231

깁스 안쪽의 참기 힘든 가려움 《무라카미 기미코》 ── 244

인생과 의료, 돌봄에 대해 다시 생각해 볼 때 《모리야마 미치코》 ── 250

에필로그 자신이 환자, 환자의 가족이었던 소중한 경험 ── 259

제1장
환자의 시선
의료인의 시선

환자와 환자 가족의 걱정은
의료인의 상상을 초월한다

가츠하라 유미코

세이레이하마마츠 병원 부원장 겸 총간호부장이다.
대학에서 영문학을 공부한 후 백화점에서 일하다
성(聖)루카 간호대학교에 진학했다.
타 병원 근무와 효고 현립대학교 간호학부에서
교육 및 연구에 참여한 경험을 거쳐
2007년부터 세이레이하마마츠 병원에 근무 중이다.
'간호의 가치를 사회의 가치로
승화시키기 위한 간호의 가시화'에
평생을 바치고자 한다.
저서로는 《간호사의 캐리어론》,
《Be Assertive! 현장에서 활용할 트레이닝의 실제》 등이 있다.

"그 돼지는 건강했나요?"

벌써 10여 년 전 일이다. 당시 일흔다섯 살이던 아버지가 심장판막치환술[3]과 대동맥류 인조혈관치환술을 받게 됐다. 아버지는 담당의사의 설명을 듣고 당신이 어떤 수술을 받는지 충분히 이해하고 받아들였다.

엄마와 나는 수술 전날에서야 담당의사로부터 수술에 관한 설명

---

3   손상이 심한 본인의 판막을 제거하고 인공판막으로 바꾸는 수술 – 옮긴이

을 들었다. 좁은 탁자를 사이에 두고 담당의사 앞에 앉은 엄마와 나에게 담당의사는 매우 상세하고 알기 쉽게 설명해 주었다. 심장 모형을 보여 주고 흰 종이에 혈관 그림을 그리기까지 했다.

그러나 엄마에게는 의사의 설명이 어려웠다. 나야 익숙하지만 엄마는 처음 접했을 심장 모형이나 혈관 그림을 보면서 복잡한 설명을 들으니 머릿속이 하얘진 것이다. 엄마는 이제껏 심장이라는 장기가 멈추면 사람이 죽는다는 생각만 했다. 그런 엄마에게 심장을 일단 멈추게 한 다음 기계를 연결해 펌프로 돌린다는 의사의 설명은 말도 안 되는 소리였다.

더욱이 75년이나 써서 망가진 판막을 아버지 심장에서 떼어 낸 다음 돼지의 판막을 이식한다는 설명은 이해하기 힘든 것 같았다. 그렇다고 엄마가 수술에 관심이 없는 것도 아니었다. 오히려 그 반대였다.

설명이 끝나고 담당의사가 "궁금하신 점 있습니까?"라고 물었다. 엄마가 한 치의 머뭇거림 없이 "그 돼지는 건강했나요?"라고 되물었다. 나는 예상치 못한 엄마의 질문에 놀라 고개를 돌려 엄마를 바라봤다. 심각하기 그지없는 엄마의 옆모습이 보였다. 그 순간 나는 그 짧은 질문에 가족만이 할 수 있는 걱정과 염려, 궁금증이 전부 들어 있음을 알았다.

담당의사 역시 엄마의 질문이 당황스러웠을 것이다. 하지만 "제가 직접 보지는 못했지만, 건강한 돼지만 골라서 시술을 하니 걱정하지 않으셔도 됩니다"라고 침착하게 답변해 주었다.

나는 수술의 성공률이나 새로 이식할 판막의 수명 등이 궁금했지만, 엄마는 오로지 돼지와 아버지만 생각한 것이다. 그래서 엄마는 '돼지의 건강 상태가 바로 아버지의 건강 상태와 직결된다'는 생각을 했으리라. 그래서 이를 확인하고 싶었던 것이다. 환자와 환자의 가족은 의료인이 생각지도 못한 부분을 궁금해 하고 걱정한다는 사실을 새삼 깨달았다.

충수염 수술을 받으며

나 역시 입원 치료를 받은 적이 있다. 2012년 4월 말경 어느 날 점심 무렵부터 배가 아프기 시작했다. 정시에 퇴근해 서둘러 집에 갔지만 통증이 가라앉을 기미가 전혀 없었다. 몇 시간 동안 참다가 도저히 견딜 수 없어 택시를 타고 내가 근무하는 병원 응급실을 찾았다.

진단을 받으니 급성충수염이라는 결과가 나왔다. 곧장 입원 수속을 밟았다. 담당의사는 통증이 심하니 바로 수술을 하자고 했다. 하지만 수술을 받아들일 마음의 준비가 필요한 나는 다음 날 아침까지 상황을 보겠다고 말했다. 그러나 통증이 밤새 이어졌고, 이러다 복막염으로 발전하면 큰일이다 싶어 다음 날 긴급 수술을 받기로 결정했다.

동료들이 속옷과 수건 등 필요한 물품을 챙겨 줬다. 그런데 동료들은 매우 긴장한 듯 바이털[4]을 체크할 때나 링거액을 바꿀 때에도 꼭

4　호흡, 맥박, 체온, 혈압 등 건강 상태를 알기 위한 기본적인 수치 – 옮긴이

필요한 말 외에는 하지 않았다. 마음이 불안했던 나는 "오늘은 무슨 근무야?", "몇 명 담당하고 있어?" 등 알아봤자 소용도 없는 질문들을 자꾸 던졌다. 또 간호사들의 행동 하나하나에 감사하다는 말을 잊지 않았다. 물론 진심에서 우러나온 말이었다.

차마 묻지 못한 궁금증

수술실로 옮기기 전에 병실에서 간호사의 설명에 따라 새 속옷과 정해진 옷으로 갈아입었다. 그런데 속옷을 갈아입다 문득 수술을 할 때 속옷을 언제 벗는지, 아니면 나도 모르는 사이에 속옷이 벗겨지는지 궁금했다.

간호학생 시절 외과 실습에서는 분명 환자에게 T자형 띠를 두르게 했다. 아버지가 수술을 받을 때도 엄마가 T자형 띠를 준비했던 걸로 기억한다. 그런데 나는 '왜 T자형 띠가 아니라 팬티를 입는 거였나?'라는 생각을 떠올렸다. 수술할 때 '내 팬티는 어떻게 되지?' 같은 생각도 머리를 스쳤다.

간호부 차장들에게 물어봐도 잘 모른다는 답변뿐이었다. 병동 스태프들도 다들 팬티를 입고 수술실로 들어갔다가 나올 때도 입고 나온다고만 했다.

가장 중요한 문제인 벗겨지는 시점과 방법은 알 수 없었다. 긴급 수술이었던 탓에 수술실 간호사들이 병문안을 오지 못해 수술실 스태프에게 확인할 기회도 없었다.

사실 수술은 전혀 걱정하지 않았다. 어려운 수술도 아닌데다 병원 의료진의 실력을 믿었기 때문이다. 그리고 무엇보다 빨리 완쾌해서 주위의 걱정을 덜어 줘야겠다는 생각에 이왕이면 얼른 수술을 받고 싶었다. 걱정은 다른 데 있었지만 털어 놔도 웃기만 할 뿐 누구 하나 진지하게 받아들이지 않으니 환자의 입장에서 의아할 뿐이었다.

이윽고 수술실로 이동했다. 수술대에 올라갈 때까지 팬티는 분명히 입고 있었다고 기억한다. 그런데 수술이 끝나고 마취에서 깨어날 무렵 선배 간호사가 신입 간호사에게 "팬티 입혀 드려!"라고 지시하는 목소리를 들었다. 그제야 어슴푸레하게 '아, 지금 팬티를 입히고 있구나'라고 생각했다.

결국 팬티는 벗겨지는 것이었고, 언제 누가 어떤 상황에서 벗기는지 궁금했다. 하지만 수술을 받자마자 할 만한 질문은 아닌 것 같아 결국 묻지 못했다. 궁금증은 아직까지 풀리지 않았다.

무엇이든 주저하지 않고 물을 수 있는 배려

나는 선정적인 이야기를 하려는 것이 아니다. 환자와 환자 가족은 실제로 의료인들이 전혀 생각지도 못한 부분을 궁금해 하는 경우가 있다. 나는 그런 것을 알리기 위해 이 에피소드를 털어놓았다.

환자나 환자 가족이 의료관계자인지는 중요하지 않다. 환자나 환자 가족이 의료관계자일 경우 오히려 관련 내용을 다 알고 있다는 전제에 따라 설명을 하거나 전문용어를 그대로 쓰곤 한다. 따라서 일반 환자와 그 가족에 비해 신경을 더 쓰지 못할 가능성이 높다.

환자와 환자 가족이 가장 궁금해 하는 부분이 의료인들의 상상을 초월하는 경우가 있다. 경우에 따라서는 터무니없이 들리겠지만, 의료 서비스를 받는 입장에서는 매우 심각한 질문일 수도 있다.

그러므로 의료인들이 "하찮은 것이라도 아주 중요할 수 있으니 주저하지 말고 물어보세요", "저 말고 다른 분과 상담하시는 게 편하면 그렇게 하셔도 됩니다"라는 말을 건네는 배려를 베푸는 것이 필요하다. 그러면 환자와 환자 가족은 불안을 상당히 해소할 수 있다. 의료인이 귀 기울이려 하지 않으면 환자와 환자 가족 입장에서는 묻지 못할 질문도 있다. 의료인은 그런 사실을 잊지 말아야 한다.

이 에피소드에서 배울 점

필자는 자신이 근무하는 병원 응급실, 병동, 수술실, 병동의 팀 의료가 진행되는 흐름, 그리고 스태프의 움직임, 요양 환경 등을 기존의 '관리자의 시선'이 아니라 '환자의 시선'에서 바라봤다. 필자는 그렇듯 귀중한 경험을 통해 앞으로 의료인과 환자 또는 의료인과 환자 가족과의 거리를 좁히는 데 힘써야 한다는 점을 깨달았다.

환자와 환자 가족은 의료인들이 생각지도 못하는 부분에 대해 의문을 품고 불안해한다. 실제로 환자와 가족이 가장 알고 싶은 것이 병과 치료에 관한 정보가 아닌 경우도 많다. 그러나 스스로 생각해도 너무 바보 같고 하찮은 질문이라는 생각에 '이런 질문은 좀 그렇겠지?'라며 묻지 못한다. 그러고서 대부분의 환자와 가족이 애만 태운다.

한편 의료인들은 의료 행위를 안전하고 확실하게 시행하는 데만 집중한다. 그렇기 때문에 환자와 가족들이 무엇을 걱정하는지 미처 신경 쓰지 못하는 것도 무리는 아니다.

이러한 거리를 좁히기 위해서 의료인들이 먼저 환자와 환자 가족들에게 "아주 사소한 것도 괜찮으니 주저하지 말고 질문하세요"라는 말을 건네면 어떨까? 이 한마디로 필자의 어머니가 돼지의 건강에 대한 불안과 의문을 털어놓을 수 있었기 때문이다.

수술 후 통증은 당연하다?

미와 교코

요도가와 기독교병원 퇴원 담당 간호사.
약 20년 전 방문간호를 접한 후
2006년부터 현직에 종사하고 있다.
'퇴원 지원 간호사 네트워크 오사카'에서도
활발히 활동하고 있으며,
지역간호 전문 간호사이기도 하다.
가족으로 남편과 중학생 딸이 있다.

생애 첫 수술을 받다

나는 약 20년 전에 방문간호의 세계에 발을 들여놓았다. 그리고 현재는 급성기병원[5]에서 퇴원담당간호사로 일하고 있다. 하지만 수술을 받은 환자가 어떤 과정을 거치는지 눈으로 직접 확인할 기회는 거의 없었다.

그랬던 내가 처음으로 환자 입장에서 입원 생활을 겪었다. 설 연휴

---

5 급성 혹은 응급 질환을 주로 보는 병원으로, 30일 이하의 단기 입원이 가능함 ─ 옮긴이

가 끝나고 받은 건강검진에서 빈혈과 자궁근종이라는 결과가 나왔기 때문이다. 빈혈은 철분제를 복용해 곧 좋아졌지만, 자궁근종은 과월경 때문에 일에 지장이 생길 정도였으므로 수술을 결심했다. 개복 후 자궁 전체를 제거하는 자궁전적술은 흔한 수술이라 경험자들이 주변에 꽤 있었다. 다들 수술 후 한동안 아플 것이라고 겁을 줬다. 그래도 크게 불안하지는 않았다.

수술은 내가 근무하는 병원이 아니라 집에서 가까운 병원에서 받기로 했다. 현재 급성기 간호가 어떻게 이루어지는지 경험할 수 있으리라 생각했기에 기대 반 설렘 반으로 입원했다.

욕창을 조심하라?

수술 전 검사를 외래에서 마쳤기 때문에 수술 전날 입원했다. 지은 지 얼마 되지 않은 병원 꼭대기 층의 레이디 병동 창가 침상에서는 오사카 시내의 고층빌딩 숲이 한눈에 보였다. 일과 가사에서 벗어나 남이 챙겨 주는 밥을 받아먹고, 냉난방이 완비된 쾌적한 공간에서 지낼 생각을 하니 마냥 들떴다.

병동 간호사들이 내 직업에 대해 묻지 않아 나도 굳이 말을 하지 않았다. 그랬더니 표준 진료지침과 수술에 대한 사전 설명을 매우 친절하게 해 줬다.

'입원 중 간호 계획'이라며 간호사가 보여 준 것은 '피부통합성장애

위험 상태'라는 간호 계획을 프린트한 문서였다. "표현이 어려워서 죄송해요"라고 말한 뒤 "수술 후에는 반나절 정도 누워 계셔야 해요. 그러면 욕창이 생길 수 있으니 주의하셔야 한다는 뜻이에요"라고 친절히 설명해 주었다.

나는 속으로 '어, 그런가? 주수술기[6] 간호가 다양하긴 하지. 그중에서 알아듣기 쉬운 것만 말해 준 건가? '합병증' 어쩌고 하면 오히려 환자가 더 불안해지는 거 아닌가?'라고 생각했다. 그러면서도 잘 부탁한다고 했다. 설명이 형식적이라는 느낌을 지울 수 없었다.

진통제를 맞는 동안은 천국

수술 당일

수술은 무사히 끝났다. 나는 수술실에서 산소마스크와 링거, 경막외강[7] 튜브, 심전도모니터, 산소포화도 측정 장치, 방광유치카테터(소변 줄)를 연결한 튜브 등을 주렁주렁 단 채 병실로 옮겨졌다.

"구역질과 창부[8]통이 있다"고 말하자 바로 링거를 놔 주었다. 통증 때문에 경막외강 튜브를 통해 진통제가 계속 투여되고 있었는데, "중간에 있는 버튼을 누르면 약이 조금씩 주입돼요. 그러니 통증이 느껴

---

6   수술 전후의 기간 – 옮긴이
7   척추황인대와 경막 사이 – 옮긴이
8   개방성 외상 – 옮긴이

질 때 누르시면 돼요”라고 설명해 줬다.

그날 밤 산소마스크는 뺐다. 하지만 주렁주렁 달린 줄이 불편하고 침대 위에 놓인 기계들이 신경 쓰여 돌아눕기도 어려웠다. 그렇다고 욕창이 생길 정도는 아니었다. 한밤중에 복부가 욱신거려 진통제(로피온) 링거액을 맞고 나서야 잠시 잠을 청할 수 있었다.

수술 후 첫째 날

표준 진료지침에는 “아침에 조금씩 몸을 일으키라”고 나와 있었다. 나는 진통제의 효과가 떨어지고 있어 도저히 움직일 자신이 없었다. 그래서 야간근무 간호사에게 “몸을 움직이기 전에 진통제 링거액 좀 놔 주세요”라고 부탁했다. 허나 이 요청이 주간근무 간호사에게 전달되지 않은 모양이었다.

아침 9시에 간호사들이 활기차게 와서는 “자, 몸을 닦아 드릴게요. 얼굴은 직접 닦으세요”라고 말하며 능숙한 손길로 몸을 닦이고 옷을 갈아입혔다. 그런 다음 모니터에 연결된 줄을 빼고 “이제 좀 일어나 보시겠어요?”라고 하는 것이 아닌가!

“네? 지금요?”

“일어설 수 있으시면 소변 줄을 뺄게요!”

간호사는 얼굴에 미소를 머금고 있었지만, 내게 선택의 여지가 전혀 없다고 말하는 것처럼 보였다. 도움을 받아 엉거주춤하게 몸을 일으켜 침대에 겨우 걸터앉았다. 그러나 복근에 힘이 들어갈 때마다 심한 통증을 느꼈다.

“도저히 서지는 못하겠어요”라고 호소했지만 “자, 한번 해 보세요”라 며 밀어붙였다. 나는 비명을 지르면서 구부정하게 설 수밖에 없었다.

“이 정도면 됐죠?”라고 말하고는 겨우 침대에 걸터앉으려 했다. 그 런데 이번에는 “그럼 소변 줄 뺄게요”라고 하는 게 아닌가! “아니요, 아직 걸을 자신이 없어요. 빼지 말아 주세요”라고 부탁했다. 그런데 도 간호사들은 내 얘기를 듣는 둥 마는 둥 “앉아 계셔도 괜찮아요”라 고 말하면서 방광유치카테터를 쑥 빼 버렸다. 나는 마치 사랑의 매를 맞는 기분이었다.

나중에 생각해 보니 경막외강 튜브로 진통제를 투여받는 동안은 그나마 견딜 만했다. 진통제 링거액을 맞으면 통증이 상당히 완화되 었다(그래서 일어서기 전에 링거액을 놔 달라고 부탁한 것이다. 내 말을 전 달하지 않은 간호사가 원망스러웠다). 그래서 간호사들에게 “수술 받으 신 분 같지 않아요!”라는 칭찬을 받을 정도로 병동 안을 무리 없이 걸 어 다닐 수 있었다.

끔찍한 통증을 꼭 참아야 하는가?

수술 후 이틀째에 경막외강 튜브를 빼면서 악몽이 시작됐다. 튜브 를 빼자 창부통이 점차 심해져 진통제를 복용했지만 효과가 전혀 없 었다. 링거액이 효과가 있을 듯해 이틀째 밤에는 다시 로피온 주사제 를 맞았는데도 통증은 여전했다.

진통제의 종류를 바꿔도 통증이 셋째 날과 넷째 날까지 계속되었
다. 그래서 걸을 때도 구부정하게 몸을 숙이고 조심조심 움직여야 했
다. 식욕이 없고 속이 메슥거렸다. 배에 힘을 줄 수가 없어 화장실에
가는 것조차 고통스러웠다. 목이 따끔따끔하고 가래가 끓었지만 기
침을 할 수도 없었다. 웃을 수도 없고 잠을 잘 수도 없었다. 너무나
고통스러워서 정신적으로 문제가 생기기 시작했다. 한마디로 '통증에
지배당하고' 있었다.

수술을 받았으니 통증은 당연하다. 간호사들도 이구동성으로 "일
주일 정도는 다들 구부정하게 걸어 다니는걸요"라고 말한다. 그리고
매우 상냥하게 "아프면 말씀하세요"라는 말을 잊지 않는다.

그렇다면 수술 후 통증 관리 기준은 어떻게 정해져 있을까? 시간
이 약이려니 생각하고 무조건 참아야 하나? 배를 움켜쥐고 구부정하
게 걷는 환자들을 간호사들은 어떻게 생각하고 있을까?

수술 후 통증을 미리 알았다면

암성 동통[9]에는 기본이 되는 진통제를 정기적으로 투여하고, 통증
의 정도에 따라 적절한 둔복약[10]을 써서 동통을 완화시킨다. '통증이
시작되면 이미 늦다'라는 것은 상식이다.

---

9 암에 기인하는 통증으로, 주로 암 말기의 견디기 어려운 통증 - 옮긴이
10 기본 투약으로는 진정이 되지 않는 돌발적인 통증에 추가적으로 투여하는 진통제 - 옮긴이

수술 후 통증도 경막외강 튜브를 빼면 심해진다는 사실이 이미 알려져 있다. 그렇다면 이를 막기 위한 예방적 처치도 가능하지 않을까?

나 역시 통증으로 인해 삶의 질이 크게 떨어졌다. 이대로는 안 되겠다 싶어 통증이 오기 전에 약을 미리 복용했다. 가래가 잘 나오는 자세를 취하기도 했다. 변비에 걸리지 않도록 수분을 충분히 섭취하고, 복부 마사지도 꾸준히 했다. 그러나 이런 지식이 부족한 일반 환자들은 이 시기를 어떻게 극복하고 있을까? 수술 전 설명에 통증 처치에 관한 내용을 넣어야 한다는 생각이 들었다.

말 그대로 시간이 약이었다. 통증이 심해 견디기 힘들었던 기간은 단 이틀뿐이었다. 열흘 정도 지나자 진통제도 필요 없었으므로 예정대로 무사히 퇴원했다.

이제 와 돌아보면 입원 생활은 매우 쾌적했다. 간호사들은 대체로 매우 친절했고, 식사도 맛있었다. 그래서 퇴원하고 싶지 않다고 말하는 환자들의 마음을 이해할 수 있을 정도였다.

이 에피소드에서 배울 점

건강 체질이었던 필자가 난생 처음으로 입원해 수술을 받았다. 비교적 쉽고 흔한 수술이었지만, 수술 후 통증은 단 며칠이었다 해도 '통증에 지배당하는 상태'에 빠질 정도로 극심했다. 수술 후 통증과 암성 동통 완화케어 서비스를 비교한 필자는, "수술 후 통증에 대해서도 세밀한 예방과 완화 조치가 필요하지 않느냐"면서 문제를 제기하고 있다.

암성 동통 완화케어 서비스에서는 '통증이 시작되면 이미 늦다'라는 것이 상식이다. 그래서 통증을 예측해 기본 진통제를 정기적으로 투여하고 적절한 둔복약을 이용해 동통을 완화시킨다.

일반적인 수술 후 통증에 대한 예방적 처치가 가능하도록 수술 전 설명서에 '통증 대처법'을 포함시키고, '통증을 예측한 완화책' 등을 강구할 필요가 있다는 것을 알려 주는 사례다.

약손요법과 희망으로
이어지는 말

아보 준코

나가노 현립간호대 학장이다.
정신과에서의 간호와 인지증 케어 연구 및
교육에 종사하고 있으며.
할머니와 어머니 등 가족을 돌보거나
시중을 든 기간도 길다.
철학과 문화인류학 등에 관심이 있으며
신체론[11]과 중정도 인지증 케어에 도전 중이다.
어린 손주와 눈높이를 맞춰 노는 것이
즐거움이라고 한다.
저서로 《인지증을 앓는 사람들이 창조하는 세계》
등 다수가 있다.

삼차신경통의 연속 발작

어느 날 갑자기 삼차신경통이 연이어 나타났다. 어떤 글이나 말로도 표현하기 어려울 만큼 극심한 통증이 얼굴과 머리 쪽을 공격한 것이다. 이제껏 나는 여성이 고통에 강하다는 말을 많이 들어왔고, 나역시 고통에 강한 편이라고 생각했다. 그러나 삼차신경통에 따른 고통은 상상을 초월했다.

---

11 인간에게서 신체가 차지하는 위치, 신체의 본질적 구조 등을 주제로 삼는 논의 – 옮긴이

나는 어린 시절부터 많은 통증을 경험해 왔다. 그때마다 할머니는 내게 이런 말씀을 해 주시곤 했다. 아파하는 손주를 위로하려 했든가, 마음을 더 단단히 먹으라며 기운을 줄 생각이었는지도 모르겠다.

"계집아이는 일주일에 사흘만 기분 좋으면 횡재하는 거란다."

할머니는 두통약을 오랫동안 복용하셨다. 어머니도 내가 철 들 무렵부터 시름시름 앓았다. 그래서 나는 어릴 때부터 '여자는 통증과 병과 함께 살아가는구나'라고 생각했다. 진료소나 병원은 친숙한 장소였다. 그래서 간호사가 된 걸까? 하지만 나와 가족들의 건강 상태가 이렇다 보니 간호사로 일한 기간은 기껏해야 4년 정도다. 오히려 가족을 돌보거나, 부모님과 할머니가 병원에서 지내는 동안 간호를 한 기간이 훨씬 길다. 덕분에 간호사들의 일거수일투족을 가까이에서 관찰할 수 있었다.

어머니를 돌보던 30년 전의 간호와 지금의 간호는 많이 달랐다. 30년 전에는 의사와 마주할 기회가 많았고, 간호사를 만나는 경우는 링거액을 교체하거나 바이털을 측정할 때 정도뿐이었다. 시어머니는 병원에 입원했다가 의료시설을 갖춘 요양원으로 옮겼고, 거기서 돌아가셨다. 요양원은 병원보다 훨씬 섬세한 케어 서비스를 제공하고 있었다.

이번에 나는 삼차신경통의 연속 발작을 경험하면서 중요한 사실을 하나 깨달았다. 이른바 '약손요법'이라는 간호의 기본 치료법에 관한 것이었다.

통증을 완화시키는 약손요법

먼저 외래에 관한 이야기부터 해 보자. 나중에 들은 이야기지만, 내가 통증 때문에 패닉에 빠지자 외래로 종양전문간호사가 호출됐다고 한다. 이 종양전문간호사의 케어는 매우 훌륭했다.

진통제를 투여하자 통증이 다소 잦아들기는 했다. 하지만 통증의 여운 때문인지, 아니면 또 다시 극심한 통증이 올지 모른다는 공포 때문인지 나는 여전히 신음했다.

그 사이 종양전문간호사는 내 머리를 계속 마사지해 주었다. 마사지를 잘하는 편이었는지는 솔직히 모르겠다. 그저 사람의 손이 내 머리를 만져 주고 있다는 사실만으로 통증이 가라앉는 듯했다. 종양전문간호사의 손이 약손이 되어 나 스스로는 도저히 감당할 수 없는 통증을 걷어 가 준다는 느낌이 들었다. 나는 마치 갓난아이처럼 종양전문간호사에게 모든 것을 맡겼다.

결국 나는 입원 후 병실로 가야 했다. 이때 다른 간호사들이 휠체어를 가지고 오겠다고 했다. 나는 무서웠다. 똑바로 누운 상태에서 머리를 드는 것조차 두려웠기 때문이다.

나는 겨우 소리를 내어 "안 돼요……"라고 말했다. 그러자 종양전문간호사가 "머리 못 드시겠죠?"라고 말하면서 들것으로 옮기겠다고 했다. 들것으로 이동하는 동안에도 종양전문간호사는 내 머리를 계속 마사지해 줬다.

불안을 잠재우는 한마디

　병실에 도착하자 간호사들이 바이털을 체크하고 링거를 달았다. 그 와중에 나는 까무룩 잠이 들었다. 그런데 잠에서 깨자 공포가 다시 엄습해 왔다. '그 무시무시한 통증이 또 오면 어떡하지?' 저녁 근무가 시작돼 간호사는 교대한 상태였다. 내 옆을 지키던 종양전문간호사 역시 보이지 않았다. 물론 통증은 가라앉아 있었지만, 나는 저녁 근무 간호사에게 "밤에 통증이 오면 어떡하죠?"라고 물었다. 간호사는 "수면제를 처방했어요"라고만 했다. 잠이 들면 통증은 오지 않는 것인지, 아니 통증은 그렇다 치고 수면제만으로 과연 잠을 청할 수 있을지 점점 궁금해지면서 불안해졌다.

　"간호사 선생님, 통증이 오면 바로 가라앉히는 진통제 주사가 있나요?"라고 물어봤다. 하지만 "주무시면 괜찮으니까 수면제 드릴게요"라고 했다. 물론 나를 안심시키려는 듯한 부드러운 말투와 태도였다. 하지만 나는 간호사가 너무 멀리 있는 것 같았다. 수면제를 먹자 간호사는 "아프면 언제든 너스콜(병원에서 쓰는 인터폰)을 누르세요"라는 말을 상냥하게 남긴 채 병실을 나갔다.

　그 끔찍한 통증이 다시 오지 않으리라는 보장이 어디에도 없었다. 통증이 와도 진통제가 없었다. 또 패닉에 빠질 것 같다는 두려움이 엄습했다.

　저녁 근무 간호사 입장에서는 당직 의사밖에 없는 상황에서 의사에게 "환자가 불안해 하니 수면제 이외의 처방이 필요해 보인다"라는 말을 할 수 없었으리라. 다행히 그날은 수면제가 잘 들어 아무 일 없이 하룻밤을 보냈다.

고통을 덜어 주는 손길과 말

도저히 감당할 수 없는 통증에 시달릴 때 환자들은 누군가에게 무턱대고 매달린다. 내가 참을 수 없는 통증으로 고통스러워할 때에도 그랬다. 그러자 나를 담당했던 종양전문간호사는 자신의 손으로 내 통증을 대신 짊어졌다. 꼭 마사지가 아니어도 좋다. 나를 돌본 종양전문간호사는 자신이 할 수 있는 행동으로 정성을 다해 내 고통을 거둬 준 것이다. 이렇듯 간호사들은 신체적인 경계를 넘어설 필요가 있다.

말도 마찬가지다. 친절한 단어 선택과 말투는 물론 중요하다. 그러나 간호사는 스스로 친절했다고 생각해도 환자가 '거리감'을 느낀다면 아무 의미가 없다. 환자의 마음속으로 들어가 환자 혼자서는 도저히 감당할 수 없는 고통과 마주해야 한다. 내가 겁에 질려 "통증이 오면 바로 가라앉혀 주는 진통제 주사가 있나요?"라고 물었을 때, 나에게는 "통증이 오면 바로 주사를 놔 드릴게요."라고 안심시켜 줄 한마디가 간절히 필요했다.

끔찍한 통증이 다시 찾아올지 몰라 떨고 있는 환자의 두려움을 거둬 주고 덜어 주는 것이 간호다. 환자의 마음속에 자리한 불안을 덜어 주려면 어떤 말을 건네야 할까?

근거도 없이 무턱대고 "괜찮아요. 아까의 그런 통증은 이제 없을 거예요"라는 말로는 불안이 사라지지 않는다. 한 번 경험한 끔찍한 통증을 몸이 생생하게 기억하고 있기 때문이다. 이 기억으로 생긴 두려움을 덜어 주려고 하는가? 그렇다면 통증이 다시 오더라도 그 통증을 바로 가라앉혀 줄 수 있다는 희망적인 말을 해주어야 한다. 내가 그때 "주사를 놔 주겠다"라는 말을 듣고 싶었던 이유가 그것 때문이다. 그 정도의 희망이면 공포를 견딜 수 있다고 생각했기 때문이다. 희망을 주면 공포를 이겨 낼 힘이 생긴다.

환자의 마음속 깊이 뿌리내린 두려움을 덜어 내려는가? 그렇다면 간호사에게는 존재하지 않는 것이더라도 환자는 실제로 존재한다고 느낄 수 있는 말이 필요하다. 이런 의미에서 간호사는 가공과 실재처럼 '상반되는 말의 경계'를 넘나들 필요가 있다.

간호의 시작은 약손요법이다. 약손요법은 내 몸과 타인의 몸의 경계를, 그리고 말이라는 '허상'과 '실재'의 경계를 넘나드는 것을 의미한다. 환자의 가장 가까운 곳에 있는 존재가 간호사라고 한다. 그 본래의 의미 역시 약손요법에 있다는 사실을 깨달은 고통스럽지만 멋진 경험이었다.

이 에피소드에서 배울 점

이 글은 필자가 퇴원한 지 얼마 되지 않아 하루에 앉아 있을 수 있는 시간이 겨우 한 시간 정도뿐일 때 쓴 것이다. 필자는 이 글을 쓰면서 통증에 대해 생각했다. 환자는 혼자서 감당할 수 없는 통증에 시달리는 동안 다른 누군가가 자신의 고통을 없애 주기를 바란다. 필자의 경우 통증을 덜어 준 것 중 하나가 옆에서 끊임없이 머리를 마사지해 준 종양전문간호사의 손길이었다. 다른 누군가의 손이 닿아 있다는 사실만으로도 혼자서는 도저히 감당할 수 없을 것 같던 통증이 가라앉는다고 느꼈다.

또 한 가지는 희망을 주는 말 한마디가 견디기 힘든 통증의 공포에서 벗어나게 할 수 있다는 사실이다. 이때 근거 없이 상냥하기만 한 말은 환자에게 오히려 거리감만 유발한다. 환자 혼자서는 감당할 수 없는 고통에 공감하며, 그 고통으로 인한 공포를 덜어 줄 수 있는, 때로는 '하얀 거짓말'도 포함한 희망의 말 한마디가 환자를 안심시킬 수 있다.

커뮤니케이션의 우선도를
더 높여야

후지노 야스히라

에히메 현 출신의 남자간호사로,
'미소의 집 방문간호 스테이션 나고야'의 소장이다.
안심하고 풍요롭게 살 수 있는 도시를
만들고 싶다는 바람으로
간호사의 길로 들어선 지 8년째다.
도쿄에 있는 급성기병원 ICU(집중치료실)에서
근무하다 나고야로 와 방문간호 및
재택의료 분야에 종사하고 있다.
방문진료 및 방문간호, 방문개호 등을 통한
지역포괄케어를 모색 중이다.

질문할 타이밍을 놓치다

꽃가루 알레르기가 심한 탓에 코가 항상 막혀서 한밤중에 잠을 설치는 일이 많았다. 약을 먹어 보기도 했지만 차도가 전혀 없었다. 결국 수술을 받으라는 권유에 비중격 만곡증[12] 수술을 받기 위해 일주일가량 입원하게 됐다.

'이제 잠 좀 푹 자겠군' 하는 기대와 내가 근무하는 병원이 아닌 다

---

12 코의 중앙에 수직으로 위치해 콧구멍을 둘로 나누는 벽인 비중격이 휘어져 코막힘, 부비동염 등 코와 관련한 기능적 장애를 유발하는 증상 – 옮긴이

른 병원에서 수술을 받게 돼 '어떤 간호사들이 있을까?'하는 호기심을 가지고서 입원했다.

담당의사가 직업을 물었을 때 ICU에서 근무한 간호사라고 솔직히 대답했다. 그래서 수술에 관해 세세한 부분까지 알기 쉽게 설명해 주고 매우 친근하게 대해 주었다.

그런데 간호사는 문진을 마친 후 수술 전 설명을 하면서 "다 아실 테니 간단히 끝낼게요. ○시부터 물 마시면 안 되고요. ○시에 시작할 거예요"라고 간단히 말했다.

나는 코 수술을 잘 몰랐기 때문에 간호사가 자세히 설명해 주기를 바랐다. 하지만 간호사는 설명을 금방 끝냈다. 나 또한 질문할 타이밍을 놓쳤다. 그래서 불안해졌다. 결국 병실에서 수술 후의 일에 대해 인터넷을 검색하다가 '내가 지금 입원해서 뭐하나?' 싶어 헛웃음만 나왔다. 타이밍을 놓쳐 의사나 간호사에게 궁금한 점을 묻지 못하는 환자들의 불안한 마음을 이해할 수 있었다.

위안을 주는 말 한마디

수술은 무사히 끝났지만, 부분마취 때문인지 많이 힘들었다. 이동식 침대에 누워 간호사 두 명과 함께 병실로 돌아오는 동안 통증 때문인지 몹시 불안했고, 정신적으로 지쳐 있었다. 힘들다거나 고통스럽다는 말을 하고 싶었지만, 목소리가 나오지 않았다. 한 간호사가

"어디 불편하세요?"라는 말만 반복한 탓에 지치고 귀찮았다. 병원에서 일할 때 늘 봤던 이런 상태의 환자들의 심정에 절실하게 공감할 수 있었다. 고통스러울 때 환자들이 간신히 내뱉은 한마디를 한번에 알아듣고 "힘드시죠?"라고 얘기해 주지 못한 일이 후회스러웠다.

그때 옆에 있던 간호사가 내 등을 쓸어 주면서 이렇게 말했다. "힘드셨죠?" 그 순간 나는 눈물이 와락 쏟아질 정도로 큰 위안을 받았다.

병실에서 느낀 점

간호에 어울리는 표정과 말투

수술 후 병실에서 간호사들이 진통제 주사를 놓아 주고, 수술 부위를 드레싱해 주었다. 그리고 물수건으로 몸을 닦아 주는 등 케어해 주었다. 내가 몸담고 있는 재택케어 서비스 분야에는 나보다 나이가 많은 사람들이 주로 종사한다. 하지만 급성기병원은 젊은 간호사들뿐이라 괜찮다고 생각했다. 그러면서도 나도 모르게 링거액이나 내복약을 확인하곤 했다. 이게 바로 직업병인 모양이다.

나보다 어린 간호사들이 푸념을 늘어놓는 모습을 봤을 때는 솔직히 놀랐다. 본인들은 이를 푸념이라고 생각하지 않는 눈치였지만 말이다. 같은 직업을 가졌고 나이도 비슷해서 그 정도는 말해도 된다고 생각했을 것이다. 그 마음을 이해 못하는 건 아니었지만, 유쾌하지는 않았다. '친근감을 전하는 가벼운 말투'와 '서비스를 제공하는 사람으로서의 말투'를 적절히 쓰는 것이 어려운 일임을 새삼 깨달았다.

그리고 온화한 미소로 내 이야기를 들어 주는 간호사에게서는 큰 위안을 받았다. 경력 1년차였던 그 간호사에게는 "정말 코가 좋아질까요?", "언제부터 코를 풀어도 되나요?", "계획대로 출근이 가능할까요?" 등 궁금한 점을 부담 없이 물을 수 있었다. 물론 경력이 짧다 보니 답변을 바로 하지 못하는 경우도 있었다. 하지만 물어볼 수 있다는 사실만으로도 불안이 많이 줄었다. 그만큼 간호사에게 미소가 매우 중요하다는 생각이 들었다.

마음의 문을 열어라

입장이 바뀌어 환자로 지내다 보니 간호사로 일할 때 활용하고 싶은 부분이 눈에 들어왔다. 사람들이 병이나 부상, 수술 등을 갑자기 겪으면 크게 당황한다는 것과, 그래서 육체적으로나 정신적으로 쇠약해져 제대로 대화할 수 없다는 사실도 깨달았다.

그럴 땐 현재 상태나 예측 가능한 사항(통증은 언제까지 계속될지 등) 중에서 환자가 알면 안심할 만한 상황을 중심으로 케어 계획을 세워야 한다. 힘들어 하는 환자와는 시선을 마주치고 경청하는 자세를 보이거나, 스킨십 등 비언어적 의사소통을 통해서 마음의 문을 열어야 한다. 그러한 사실을 나는 다시 한 번 통감했다.

나는 방문간호를 할 때 스킨십케어[13]를 활용하고 있다. 이 케어법

---

13 탁틸케어라고도 하며, 손이나 발을 마사지해 흥분을 가라앉히고 불안을 해소시켜 주는 스웨덴식 케어법 – 옮긴이

이 환자와의 신뢰 관계 구축과 동통 완화에 효과적이라는 사실은 익히 알고 있었다. 하지만 이번 일을 직접 경험하면서 그 가능성에 확신을 갖게 되었다. 그래서 동료들에게도 적극 권해야겠다고 마음먹었다.

앞일을 알아야 안심이 된다

또 한 가지 깨달은 것이 있다. 그날의 치료 일정이나 향후 생활의 변화 같은 미래가 보이지 않으면 환자들이 매우 불안해 한다. 반대로 오늘과 앞으로의 일정을 알면 불안이 줄어 정신적으로 조금이나마 편안한 시간을 보낼 수 있다.

설명을 해 줘도 한번에 바로 알아듣지 못하는 경우도 있고, 상황이 바뀌었다면 몇 번이고 설명해 주었으면 할 때도 있다. 나이 많은 환자일수록 이러한 마음이 더 간절할 것이다. 환자들의 마음을 잘 헤아려 좀 더 배려하고 주의해주어야 한다. 그럼으로써 환자들이 특별한 일정이 없는 시간을 마음 편하게 보낼 수 있게 해주어야 한다.

근무를 마칠 때도 인사해 주길

환자의 입장이 되고 보니 간호사들의 교대 시간도 궁금했다. '이제 교대 시간이 됐나?' 싶으면, 교대를 이미 마치고 다른 간호사가 들어올 때도 있었다. 반대로 시간이 꽤 지났는데도 간호사가 바뀌지 않는 경우도 있었다. 이런 것들이 흥미롭기는 했다.

그러나 담당 간호사들이 근무를 시작할 때는 인사를 하지만, 교대 시간이라든가 퇴근을 할 때는 인사를 하지 않아 아쉬웠다. 환자 입장에서는 자신의 담당 간호사를 대할 때와 그렇지 않은 간호사를 대할 때는 친밀도가 다르다. 그렇기 때문에 할 수 있는 이야기와 그렇지 못한 이야기가 분명히 존재한다. 언제 근무를 마치고 교대를 하는지 알면, 환자 입장에서는 궁금한 점이나 불안한 점 등을 묻는 데 도움이 된다. '나는 병원에서 근무할 때 인사하고 퇴근했는데'라며 나도 모르게 비교를 하기도 했다.

4인 병실의 미묘한 공기

태어나서 4인실을 처음 경험했는데 생각보다 만만찮았다. 코를 심하게 고는 환자 때문에 잠을 제대로 잘 수 없었다. 간호사가 이 사실을 알고 "잠 좀 주무셨어요?"라고 물었지만, 병실에 소리가 다 들리다 보니 신경이 쓰여 솔직하게 대답할 수가 없었다.

4인실에는 환자들 사이에 미묘한 기류가 흐른다. 간호사와 나누는 대화가 다 들려서 다른 환자의 성격이나 아픈 곳 등을 알고 싶지 않아도 자연스레 알게 된다. 그렇다고 사이가 좋아지는 건 아니기 때문에 이야기를 쉽게 나누기도 어렵다. 상대의 상태가 좋지 않을 때는 대화하기가 더더욱 어렵다. 상대에 대해서 많은 것을 알고 있지만 서로 대화는 나누지 않는 묘한 관계가 되는 것이다.

나는 입원해 있는 동안 밤에 잠을 쉽게 이루지 못해 누군가와 이야기를 하고 싶었다. 하지만 병실 사람들과는 그러기가 쉽지 않다 보니 전화 통화량이 늘었다.

퇴원 후 주의사항은 최대한 구체적으로

일주일간의 입원 생활을 마치고 무사히 퇴원했다. 퇴원 준비를 할 때 퇴원 후 주의사항을 가급적 구체적으로 듣는다면 마음이 한결 가볍다. 예를 들어 코를 언제부터 풀어도 되는지, 코 세척은 어떻게 하며 구체적인 방법은 무엇이고 하루 몇 번 하는 것이 좋은지, 또 코피가 나올 때는 어떻게 해야 하는지, 어떤 증상일 때 병원을 바로 찾는 것이 좋은지 등을 알려 준다면 좋을 것이다.

언제나 바빠 보이는 의사에게 이 모든 걸 묻자니 왠지 미안했다. 더구나 이런 부분은 아무래도 간호사들의 일이라는 생각에 간호사에게 물었다. 허나 질문을 할 때마다 "의사선생님께 확인해 볼게요"라는 답변이 돌아왔다. 대화가 매번 이렇게 흘러가면 환자는 자신이 별걸 다 묻는 사람으로 보일까 봐 주저한다. 어느 정도는 간호사의 재량으로 설명해 주어야 환자가 마음 놓고 궁금하거나 불안한 점을 물을 수 있다.

이번 경험을 통해 알게 된 것은, 궁금해도 묻지 못하는 환자도 있다는 점이다. 그렇기 때문에 의료인이 퇴원 후 주의사항을 가급적 구체적으로 설명하고 질문을 이끌어 내 잠재적 요구사항을 찾아가야 한다.

환자가 말하기 편한 분위기를 만들고, "불안하거나 궁금한 점 없나요?"라고 물어 환자의 말을 이끌어 내보라. 그러면 환자는 이야기를 하면서 스스로도 미처 생각지 못했던 것을 깨닫기도 한다. 이를 코

칭용어로 '오토크라인(autocrine) 현상'이라고 한다. 이는 환자가 퇴원 후 셀프케어를 할 때 궁금해 하는 점을 미리 찾아내 해결하고, 이상 증후를 조기에 발견하는 데 매우 효과적이다. 성 루카 국제병원 이사장인 히노하라 시게아키가 "예를 들어 심장병은 문진만으로 60퍼센트는 파악할 수 있다"라고 말하는 것처럼 말이다.

커뮤니케이션의 다양한 효과

간호사도 환자와의 커뮤니케이션으로 환자의 잠재적인 문제와 현재 문제를 파악할 수 있다. 병에 대한 생각이나 불안, 병에 걸렸다는 것의 의미, 병이 일에 미치는 영향 등 의학적인 문제 이외의 사항을 복합적으로 고려해 소통하는 것이 좋다. 그러면 환자가 인생을 재구축하는 데 큰 도움을 줄 수 있기 때문이다. 대화 자체가 케어인 경우도 있다. 환자가 간호사와 대화를 나누며 존중받고 있다고 느끼면 환자의 불안은 사라진다.

간호사인 나 역시 환자가 되고 보니 바쁜 간호사를 붙잡고 질문을 하는 것이 쉽지 않았다. 병원이 바쁜 것은 어쩔 수 없다. 하지만 좋은 관계를 위한 좋은 커뮤니케이션이 이루어지려면, 환경을 정비하고 목적을 향해 행동하는 것이 중요하다고 느꼈다.

이전에 급성기병원에서 근무할 때였다. 그 당시에는 나도 커뮤니케이션보다는 환자의 건강을 돌보는 것이 더 중요하다고 생각했다.

그러나 지금 재택케어 서비스를 하면서, 집에서는 환자 스스로 자신의 건강 상태를 관리해야 한다는 사실을 깨달았다. 병원에서는 의료의 프로가 몸 상태를 항상 관리해 주지만 말이다.

따라서 퇴원할 때 환자가 자신의 상태를 얼마나 제대로 알고, 셀프케어에 대한 설명을 확실히 이해하고서 실천할 수 있는지 다시 한 번 확인할 필요가 있다.

예를 들어 '도뇨'[14]는 문제없이 할 수 있어도 '하루 정도 소변이 나오지 않아도 괜찮다'라고 생각하거나, '가족 앞에서 창피해서 못하겠다'라고 생각하면 요폐 증상[15]이 나타날 수도 있다.

퇴원 후 환자가 집에서 설명대로 치료를 하는지는 물론, 감정이나 환경적인 문제가 없는지 찾아내기 위해서라도 커뮤니케이션은 중요하다.

셀프케어가 가능하도록 확실하게 지도하지 못하면 바로 재입원하는 경우도 비일비재하기 때문이다.

이러한 의미에서 커뮤니케이션은 지금보다 훨씬 더 중요하게 다뤄져야 한다. 환자와의 커뮤니케이션이 원활하게 이루어지면 환자가 건강해질 수 있는 방법을 함께 모색할 수 있을 것이다.

---

14 방광 안에 있는 오줌을 카테터를 사용해 배뇨(排尿)시키는 일 – 옮긴이
15 방광에 오줌이 괴어 있지만 배뇨하지 못하는 상태 – 옮긴이

퇴원 후 생활까지 케어한다

　퇴원 후 수술을 받은 대학병원으로 한 달에 한 번 외래진료를 받으러 갔다. 순조롭게 회복되고 있는지 확인하기 위해서였다. 그런데 갈 때마다 두 시간 정도 기다려야 했다. 병원에 근무할 때는 평일휴무가 많아 평일에 진료를 받는 것이 어렵지 않았다. 하지만 이제 토요일과 일요일에 쉬다 보니 평일에 휴가를 내고 병원에 통원치료를 받으러 가기가 힘들다는 것을 깨달았다. 그렇게 힘들게 가서 두 시간을 기다린 뒤 받는 진료 시간은 겨우 2분 남짓. 이렇다 보니 간호사가 직업인 나는 '상태가 별로 달라지지도 않았는데 다음 외래는 가지 말까?'라든가, '우리 병원 의사에게 봐 달라고 할까?'라고 자의적으로 판단했다.

　병원에서 근무할 때는 '환자는 일보다 치료를 우선해야 한다'라고 생각했다. 그런데 환자 중에는 "일을 하지 않으면 생활이 곤란해집니다"라든가 "지금 제게는 일이 제일 중요합니다"라고 말하는 사람도 있다. 이러한 환자에 대한 배려도 필요하다. 직장에 다니는 환자는 잠시 짬을 내 진료를 받으러 오는 경우가 많기 때문에 조금이라도 빨리 진료를 마치고 서둘러 돌아갈 수 있도록 배려해야 한다.

　수술 후 통원치료의 경우 미국 등에서 운영하는 것처럼 마트 내 건강 클리닉 센터(미니트클리닉) 등을 통해 담당의사를 만나는 것이 가능해진다면 좋겠다. 그러면 혼잡한 대학병원까지 갈 필요가 없기 때문이다. 지역 의료 인프라가 앞으로 더 부족해진다는 전망이 나온 상황에서 이러한 역할 분담도 필요하다는 것을 절감했다. 물론 지역에서는 '대학병원의 담당의사와 필요한 연계를 하고 있다는 점'을 알려 환자들이 안심할 수 있도록 조치해야 할 것이다.

통원치료를 받기 위해 병원을 가면 대기실이 외래환자들로 북적이고 의사는 항상 분주해 보인다. 그래서 의학적인 경과를 확인하는 것이 고작일 수밖에 없다는 사실도 깨달았다. 나는 입원했을 때 간호사에게 코 세척을 하는 게 좋다는 말을 듣고 세척을 하다 코피가 난 적이 있다. 이럴 때 계속 세척을 해야 하는지 궁금했다.

이렇듯 일상으로 돌아와 느끼는 불안한 점은 입원해 있을 때조차도 묻기 어려웠다. 외래를 담당하는 간호사들도 바쁘기는 마찬가지리라. 허나 퇴원 후 생활에서 느끼는 불안에 대한 지도를 의사의 진찰과는 별도로 해주었으면 한다. 환자가 퇴원 후 더 효과적인 생활 속 치료를 받을 수 있기 때문이다. 퇴원 후 생활까지 케어하는 것이야말로 간호사의 전문성이 발휘되는 순간이 아닐까 생각한다.

간호의 가치 재정립과 새로운 역할

수술을 받고 나서는 꽃가루 알레르기가 기승을 부리는 계절이 와도 밤에 잠을 설치는 일이 없어졌다. 그래서 수술 받기를 잘했다고 생각했다. 그러나 수술을 할까 말까 고민했을 때는 '정말 괜찮을까? 수술을 받으면 정말 좋아질까?'하는 불안감이 컸다. 수술을 포함해 치료 방법을 선택할 때 불안해하는 것은 너무나 당연하다. 그렇기 때문에 부담 없이 건강 상담을 받을 수 있는 창구가 가까이 있다면 좋겠다는 생각도 했다. 그런 의미에서 간호사가 활동할 수 있는 곳이 병원 너머로 확산되고 있는 것이 아닐까 싶다.

간호사들의 가치를 평가하는 이는 시민이다. 초고령사회에 진입한 일본에서 간호사의 업무에 대해 새로운 접근이 필요하다는 지적도 나오고 있다. 내 입원 경험과 이후의 통원치료 과정은 간호사들이 스스로 자신의 역할을 만들어 내는 것과, 그 가치를 높여 시민들에게 새로운 방식을 제안하는 것이 중요하다는 사실을 새삼 깨닫는 소중한 계기였다.

이 에피소드에서 배울 점

이비인후과 수술을 받은 필자는 입원 전, 입원과 수술, 퇴원 준비 그리고 퇴원 후 통원치료를 받는 과정에서 환자들의 심리를 뼈저리게 느꼈다. 이 경험이 더 좋은 케어를 고민하게 만드는 계기가 되었다. 특히 필자가 지적한 의료인과 환자의 커뮤니케이션의 중요성에 대해 다시 한 번 정리해 봤다.

환자들은 자신의 병과 치료법에 대해 의료인이 좀 더 상세하게 설명해 주기를 바란다. 하지만 모르는 부분이나 궁금한 점이 있어도 막상 질문하기 쉽지 않다. 의료인의 설명이 끝나고 난 후 궁금한 점이 생겨도 이를 다시 확인하기가 쉽지 않은 것이다. 경우에 따라서는 자신이 무엇을 물어야 하는지 모를 때도 있다. 이러한 상황 때문에 환자가 계속 불안해 하는 경우도 많다.

신체적인 문제가 커뮤니케이션을 방해하는 경우도 있다. 환자의 몸이 마비가 되었거나, 입이 바싹 말라 소리가 나오지 않거나, 혀가 굳어 발음이 잘 되지 않을 때가 그렇다. 그러면 의료인이 잘 알아듣지 못해 같은 질문을 여러 번 반복하기 마련이다. 결국 환자는 지쳐서 커뮤니케이션을 포기한다.

글에서는 언급하지 않았지만 의료인의 목소리나 말투 때문에 커뮤니케이션이 원활히 이루어지지 않는 경우도 비일비재하다. 예를 들어 의료인이 고개를 숙이고 말한다거나 컴퓨터 화면을 보면서 말하는 경우, 소리가 작거나 말투가 분명하지 않은 경우, 마스크를 쓰고 말하는 경우 등이 그러하다.

이와 반대로 환자의 눈을 바라보고 잘 들리는 목소리로 간단명료하게 말하면 알아듣기 쉽다. 필자가 수술 직후 힘들어 할 때 "힘드셨죠?"라는 간단명료한 말 한마디에 정신적인 안정을 되찾았듯 말이다. 필자는 스킨십과 미소, 태도나 동작 등 비언어적 의사소통의 힘에 관해서도 환자가 되고 나서 새삼 깨달았다. 환자와의 커뮤니케이션의 다면적인 효과와 중요성에 대해서도 알게 됐다. 그 효과와 중요성은 다음과 같다.

첫째, 환자가 안고 있는 잠재적인 문제와 현재 문제를 알 수 있다.

둘째, 병에 대한 생각이나 불안, 병에 걸렸다는 것의 의미, 병이 일에 미치는 영향 등 의학적인 문제 이외의 사항을 복합적으로 고려해 소통하는 것은, 환자가 병에 걸린 이후의 인생을 재구축하도록 도와준다.

셋째, 환자가 간호사와 대화를 나누며 존중받고 있다고 느끼면 환자의 불안감은 사라진다. 즉 대화 자체가 케어다.

넷째, 환자가 자신의 이야기를 털어놓는 과정에서 스스로 깨닫기도 한다.

이러한 목적을 가지고 환자와 커뮤니케이션을 원활히 진행한다면 환자가 건강해질 수 있는 길을 의료인과 환자가 함께 모색할 수 있다. 이때 의료인이 할 수 있는 일은 말하기 편한 관계와 분위기를 만들고 "불안한 부분이나 궁금한 점은 없습니까?"라고 묻는 것이다.

앞서 얘기했듯이, 환자의 상황을 잘 관찰한 다음 퇴원 후 환자 스스로 셀프케어 할 수 있도록 확실히 지도하지 않으면 퇴원했다 바로 다시 입원한다. 이런 사태를 미연에 방지하려면 환자가 셀프케어의 방법을 잘 숙지하고 있는지, 감정과 환경 측면의 문제가 없는지 잘 살펴야 한다. 이를 위해서도 효과적인 커뮤니케이션이 반드시 필요하다.

환자와 나누는 커뮤니케이션은 환자의 몸 상태를 관리하는 것과 똑같이 중요하거나 그 이상이 되어야 한다.

제2장

암과
함께 살다

아내가 암에 걸리다

니시무라 겐이치

대학병원을 거쳐
현재는 가나자와 적십자병원 부원장과
이시카와 현 의사회 이사를 맡고 있는
가나자와 출신의 소화기외과의사다.
현 의사회에서는 재택의료 및
지역연계를 담당하고 있다.
앞으로 '무엇을 할지, 무엇을 하고 싶은지,
무엇을 할 수 있는지'
충분히 고민한 후 행동하고 싶다고 한다.
'눈으로 반드시 확인할 것'을
좌우명으로 삼고 있다.

의심을 품다

지금까지 수많은 암 환자들을 치료했고, 환자들의 마지막도 지켜봤었다. 그 과정에서 '이런 지원이 있으면 환자들이나 환자 가족들에게 참 좋겠다'라고 생각한 것이 바로 영국 매기 암센터(63페이지를 참조)의 환자상담 지원이다. 나는 이 센터를 일본에 소개하고 가나자와 지역 내 재택완화케어 서비스 추진 활동에도 참여해 왔다. 그러나 최근 '환자들이나 환자 가족이 매기 센터와 같은 상담 지원을 정말로 필요로 하는지? 상담이 일방적인 정보 제공 형태로 이루어지고 있는 것은 아닌지?' 같은 의구심을 갖게 되었다.

이런 의심을 하느님이 아시고 시험에 들게 하신 모양이다. 꿈에도 생각지 못했던 '암 환자와 그 가족'으로서의 귀중한 체험을 하게 되었기 때문이다. 우리 부부가 경험한 험난했던 한 달과 그 일로 얻은 교훈을 함께 소개하고자 한다.

아내로부터 받은 문자

2013년 2월 9일 토요일. 규슈 출장에서 돌아온 다음 날 아침 병원에 출근했는데 아내로부터 "혈뇨가 나왔는데 가까운 병원에 가 보는게 좋겠지?"라는 문자가 왔다. 나는 "일요일, 월요일은 연휴니까 걱정되면 오늘 가 봐"라고 답장을 보냈다. 아내는 곧바로 검사를 받으러 갔다. 시간이 꽤 흐르고 나서 아내로부터 "암인 것 같대!"라는 연락이 왔다. 다시 시간이 지난 뒤 아내는 "CT촬영을 했는데 폐에 다발성 종양이 있대"라고 문자를 보내 왔다. 나는 아내가 있는 병원으로 한달음에 달려가 비뇨기과 의사를 만났다.

의사 : 이 방광 사진에 보이는 종양이 암인 것 같습니다. 아마도
　　　　내시경으로 제거할 수 있을 듯합니다.

나 : 선생님, 그럼 이 폐의 종양은요?

의사 : 그건 나중에 방사선과 선생님에게 들으세요. 방광의 종

양은 언제 제거하시겠습니까? 수술 스케줄이 꽉 찼는데,
마침 다음 주 주말이 비어 있습니다. 그때 하시겠습니까?

　나 :　폐는 어떻게 하나요?

의사 :　그건 나중에 검사하면 되니까 방광 수술부터 하시죠.

　나 :　폐는 다발성이고 전이의 가능성도 있지 않습니까? 만일
　　　　전이가 되었다면 다른 암도 의심스러운데요.

의사 :　그렇지만 방광수술은 금방 끝나니까, 일단 그 수술부터 빨
　　　　리 하시죠.

의사는 방광수술부터 빨리 하자는 말만 반복했다. 나는 폐 정밀검
사를 먼저 해 봐야 한다는 생각에 수술에 대한 답은 피한 채 아내와
함께 집으로 돌아왔다.

'다발성 폐종양'이라는 말은 들었어도, 이것이 원발성[16]인지 전이성
인지 궁금하기보다 꽤 진행된 암이라는 생각만 머릿속에 꽉 차 있었
다. 집에 돌아온 후에도 불안해서 진정이 되지 않았다. 연휴였지만
아는 PET센터 의사에게 전화를 걸어 사흘 연휴가 끝나는 화요일에
PET검사[17] 예약을 부탁했다.

검사를 기다리는 사흘 동안 아내와 나는 최악의 상황을 각오라도
한 듯 말을 아꼈다. 나는 수만 가지 생각이 머릿속을 어지럽혀 아무

16　최초로 생기는 것 - 옮긴이
17　양전자단층촬영으로, 통증이 거의 없고 한 번의 검사로 전신을 볼 수 있으며, 작은 암도 발견
할 수 있다는 장점 때문에 주목받고 있음

것도 할 수 없었다. 그래도 차분히 집안일을 하는 아내를 보면서 '여자는 강하다!'라는 사실을 실감했다.

막연한 두려움과 현실적인 공포

연휴가 끝난 2월 12일 화요일에 받은 PET검사에서 '폐우하엽[18]에 다발성 종양의 집적이 보이나, 나머지는 집적이 없어 원발성 폐암이거나 혹은 약간 특이한 염증성 병변'이라는 결과가 나왔다. 이로써 최악의 상황이 아닌 데 안도했다. 그러나 병변이 있는 것은 분명했다. 그래서 검사 전의 '막연한 두려움'은 진단과 치료라는 '현실적인 공포'로 다가왔다. 나중에 들은 이야기지만 아내는 이때부터 집안일을 이것저것 정리했다고 한다.

곧바로 잘 알고 지내는 호흡기내과 의사에게 진찰을 받은 다음, 그 의사의 소개로 종양내과와 호흡기외과 진료를 받고 3월 4일 월요일에 수술하기로 했다. 나는 당시 뉴욕 연수를 포함해 여러 스케줄이 잡혀 있었다. 하지만 아내 옆을 지켜야 한다는 생각에 취소하거나 가급적 일정을 변경했다. 집안일은 지금까지 아내가 맡고 있었다. 그래서 쓰레기 분리수거부터 돈 관리에 대한 것까지 설명을 들어야 할 일이 한두 가지가 아니었다.

---

18 오른쪽 폐를 상엽, 중엽, 하엽으로 나눌 때 맨 아래쪽 – 옮긴이

2월 20일 수요일, 아내가 검사를 위해 입원했다. 불과 며칠이었지만 내가 집안일에 너무 무지한 채 살았음을 통감했다. 앞으로도 수술과 항암제치료가 이어질 터, 아내의 병세뿐 아니라 그동안 집안일을 어떻게 해야 하나 싶어 불안이 점점 더 커졌다.

결과는 생검[19]에서는 악성 소견이 보이지 않았고, CT재검에서도 종류(腫瘤)[20] 음영은 한결 축소됐다고 나왔다. 다른 소견에서도 악성은 아닌 것으로 드러나 다발성 폐종류 소동은 다행히 끝이 났다.

이제 남은 것은 절제만 하면 완치가 가능하다고 한 방광암 쪽이었다. 아내의 암을 처음 발견한 병원에서는 담당의사와 말이 잘 통하지 않았다. 그래서 그곳에서는 치료를 받게 하고 싶지 않았다. 나는 평소 잘 알고 지내는 비뇨기과 의사에게 아내의 치료를 부탁했다.

3월 11일 월요일에 아내는 경내시경(經內視鏡)을 이용한 간단한 수술을 받았다. 그런데 '수술 중에 무슨 일이 생기면……'이라든가 '마취에서 깨어나지 못하면 어떡하지?' 같은 불안스러운 생각이 꼬리에 꼬리를 물고 이어졌다. 수술이 시작된 지 한 시간 반 만에 아내는 회복실로 옮겨졌다. 그 뒤에 나는 아내와 손을 꼭 잡고 말을 나누고 나서야 마음을 간신히 놓을 수 있었다.

결국 방광은 진단 결과대로 조기 암이었다. 험난했지만 결과적으로는 운이 좋았던 한 달이 지났다.

---

19 생체에서 조직의 일부를 메스 또는 바늘로 채취하는 것 – 옮긴이
20 결절보다 더욱 융기된 것 – 옮긴이

정말 필요한 것은 무엇인가

나는 매기 센터의 상담지원시스템을 공부하고 확산시키는 활동에 참여해왔다. 허나 우리 부부가 당사자가 됐던 한 달만큼 환자와 환자 가족에게 정말로 필요한 것이 무엇인가를 많이 생각해본 적은 없다. 그래서 그 한 달은 무엇과도 바꿀 수 없는 귀중한 시간이었다.

주위 공기가 달라지는 체험

'암'이라는 말을 들으면 그 순간부터 본인은 물론 가족들도 패닉에 빠진다. 특히 초반에는 정보가 부족해 불안에 떨면서 최악의 경우를 상상한다. 아내가 "요양원에 계신 엄마한테 어떻게 말하지? 먼저 가게 됐다고 어떻게 말해?"라고 했던 순간을 잊을 수가 없다.

미리미리 준비하고 대화를 나눠라

몸의 이상을 깨닫고 검사를 받을 때까지, 그리고 검사와 검사 사이, 치료를 받는 며칠, 그 시간이 몹시 길게 느껴져 아무 것도 손에 잡히지 않았다. 하지만 그동안 집안일을 어떻게 처리할지 등 병 이외에도 생각해 둘 것이 많았다. 사람은 누구나 사고를 당할 수 있고, 장기 입원이 필요한 경우도 생기며, 또 반드시 죽는다. 그렇기 때문에 평소에 미리미리 준비하고 대화를 나누는 것이 필요하다는 사실을 이번에 통감했다.

전문적인 상담이 가능한 곳이 필요하다

아내의 경우는 내 직업상 주위에 의료전문가나 상담전문가가 많아 치료의 방향을 빨리 잡을 수 있었다. 하지만 대부분은 그렇지 않을 것이다. 평소 무엇이든 상담할 수 있는 주치의 제도나 의료 이외의 것도 포함한 전문적인 상담을 받을 수 있는 곳(매기 센터도 그중 하나다)이 필요하다는 사실을 절감했다.

의료인과 환자, 환자 가족의 커뮤니케이션

환자는 한 사람 한 사람이 전부 다르기 때문에 무조건 매뉴얼에 따라 기계적으로 대처하면 안 된다. 환자에 맞춰 적절한 커뮤니케이션을 해야 하며, 환자와 관련된 여러 의사와 스태프가 인식을 공유하면서 불안해 하는 환자와 그 가족을 대하는 것이 매우 중요하다. 이것이 바로 앞으로 풀어야 할 과제다.

이번 일로 '암'이라는 단어가 내포하고 있는 엄청난 공포를 피부로 경험할 수 있었다. 이 경험을 의료인으로서 어떻게 활용할지 고민하면서 임상을 하고, 한 사람의 환자나 환자의 가족 예비군이 될지도 모를 그날을 대비하고자 한다.

이 에피소드에서 배울 점

가벼운 마음으로 진찰을 받으러 갔다 암 선고를 받는 최악의 상황과 마주한다면? 아마 멍해질 것이다. 많은 사람들이 이런 상황을 경험한다. 그들 중 하나인 니시무라 겐이치 부부가 험난했던 한 달 동안 얻은 것은 무엇일까?

병에 관한 정보는 턱없이 부족한 상황에서 암 선고만 덜컥 받아 들었다. 물론 환자와 환자 가족은 으레 최악의 경우를 떠올리며 큰 불안에 빠진다. 이때부터 환자와 환자 가족이 과도하게 불안해 하지 않도록 만들어 주려면 의료인의 도움이 절실하다.

병세나 치료에 대한 설명은 달라질 것 없는 객관적인 사실이다. 하지만 의료인과 환자, 가족 사이의 의사소통이 잘되느냐 그렇지 못하느냐에 따라 환자와 가족의 심리 상태는 크게 달라진다. 상황을 받아들이고 치료의 방향을 정할 때 의료인과 환자의 의사소통은 매우 중요한 전제조건이 된다.

환자가 주부라면 치료 때문에 집을 비우는 동안 집안일 해결이 큰 문제다. 직장인은 업무 처리를, 학생들은 학업을 걱정한다. 따라서 의료인은 치료를 선택할 때 환자가 치료도 받아야 하지만 생활도 해야 한다는 점을 잊지 말아야 한다. 그런 생각에 따라 환자, 환자의 가족과 대화해야 한다. 그럼으로써 업무, 학업 등과 같은 일상에 큰 지장을 받지 않도록 배려해야 한다.

걱정되는 것이 있으면 무엇이든 물을 수 있으며, 휴식을 취하고 다시 스스로 앞으로 나아갈 수 있는 힘을 얻을 수 있는 상담지원의 필요성을 새삼 실감하게 되는 글이다.

매기 암센터,
심리적·사회적 상담으로
병원을 지원하다

영국의 매기 암센터는 유방암으로 사망한 세계적 조경가 매기 케스윅 젠크스를 담당했던 암전문간호사 로라 리(현재 본부 CEO)가 1996년 에든버러에 만든 비영리 자선단체다. 매기 케스윅젠크스는 이런 유언을 남겼다. "암 선고를 받는 순간부터 내 인생이 사라진 것 같은 느낌이 들었다. 자신을 다시 찾기 위해 필요한 지원을 받을 수 있는 곳과 사람, 관계가 필요하다."

유명한 건축가들이 설계한 건물로 이루어진 매기 암센터는 편안하고 아름다운 공간과 정원을 갖추고 있다. 또한 암 환자와 가족, 친구, 의료인들이 예약하지 않고 병원을 오갈 때 들를 수 있도록 암센터나 암진료 거점병원 가까이 자리해 있다.

이곳은 '환자에게 필요하지만 병원에서는 제공할 수 없는 부분을 채워 주는 심리적·사회적 상담 활동'을 펼치고 있다. 누구나 친구처럼 따뜻하게 맞아 주고 차를 마시며 조용히 쉴 수 있는 공간이다. 아울러 암전문간호사와 심리·복지전문가들의 상담은 물론 '암과 친해지기', '남성 환자', '젊은 환자' 등의 그룹과 개인 카운슬링, 영양 지도, 요가, 태극권, 어린이 케어 등 다양한 테라피와 프로그램을 제공하고 있다. 참여 비용은 무료다.

또한 심리적·사회적 상담 효과에 대해 대학과 행정·연구기관과의 공동연구에도 힘쓰고 있어 주목받고 있다.

2014년 현재 매기 암센터의 건축과 운영 기준을 충족한 시설은 영국과 홍콩 등에서 15곳으로 늘었다. 매기 암센터의 기준에는 미치지 못하지만 매기 암센터의 정신과 방식을 살린 '라이크 매기(매기와 같은) 활동'이라는 형태도 덴마크와 스위스를 시작으로 확산되고 있다.

2011년 일본에서는 매기 암센터의 영향을 받은 아키야마 마사코가 도쿄 신주쿠에 '생활 속 보건실'을 열어 일본 실정에 맞춘 활동을 시작했다. 영국 각지의 매기 암센터에는 벤치마킹을 하려는 일본 관계자들의 방문이 줄을 이었다. 또한 본부 CEO인 로라와 사라 비어드, 런던센터 소장인 바니 번과 에든버러센터 소장인 앤드류 앤더슨이 일본을 방문해 매기의 이념을 배우려고 일본 각지에서 모인 관계자들과 교류를 나눴다.

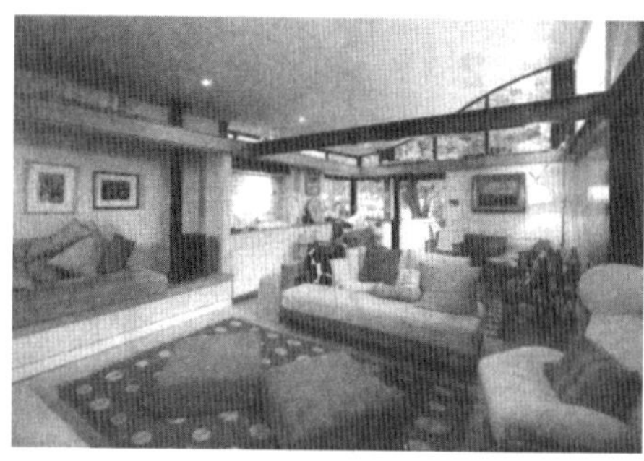

에든버러 매기 암센터의 휴식 공간
사진 : 나카사 앤드 파트너 후지이 고지

'의학 지식이 있는 친구' 같은 상담사

오이카와 유리코

런던 매기 암센터 이용자.
미야기 현 이시노마키 시 출신으로
1980년부터 영국 런던에 거주하고 있다.
면세점 리테일러 바이어와
영국공인가이드, 통역사를 거쳐
영국 옥션에 근무하다
현재는 퇴직 후 건강 회복에 전념하고 있다.

매기 암센터와 만나다

2002년 후두에서 암이 처음 발견되었다. 그러나 그때는 수술은 하지 않고 방사선치료와 항암제치료만 받았다. 그로부터 5년 후인 2008년 봄, '이제는 괜찮겠지?' 하고 마음을 놓던 차에 런던 차링크로스 병원에서 후두암 재발 판정을 받았다.

곧장 수술에 들어갔지만 상태가 당초 예상보다 나빠 그대로 다시 봉합하고 말았다. 담당의사는 "암이 복잡한 곳에 있어서 성대를 제거하는 수술을 해야 합니다"라고 말했다. 사람들 앞에서 말을 하는 직업을 가진 나에게 목소리를 잃는다는 것은 정말이지 청천병력 같은 일이었다. 충격 때문에 머릿속이 하얘져서 앞으로 어떻게 해야 할지, 무엇부터 처리해야 할지 갈피를 잡을 수가 없었다.

병원 의사와 간호사 들은 '치료하는 입장'에서 이런저런 설명을 친절하게 해 줬다. 그러나 환자인 나는 목소리를 잃어 생활에 큰 변화가 생긴다는 불안감과 큰 수술을 받아야 한다는 충격이 앞서 전문용어가 나열되는 설명 내용을 전혀 소화할 수 없었다.

그때 병원에 있는 지인이 병원 구내에 매기 암센터가 오픈했다는 이야기를 들었다. 그러면서 한번 가 보라고 하기에 병원 진료를 마친 후 들러 보았다. 그 당시에도 나는 그곳이 어떤 곳인지도 몰랐다. 그때 문을 열어 맞아 준 사람이 바로 바니 번(런던 매기 암센터 소장이자 암전문간호사) 씨였다. 센터 오픈을 준비하는 중이었는데도 나를 기분 좋게 맞아 주었다. 아울러 내 이야기를 듣고 다양한 조언을 아끼지 않았다.

'환자 입장'에서 말하는 의료인

바니 씨는 '치료하는 병원의 입장'이 아니라 '환자의 입장'에서 이야기를 해 줬다. 예를 들어 "수술 후에는 아마 이러실 거예요", "이런 문제가 있을 수도 있어요", "목소리를 잃은 사람들의 모임이 있으니까 관심 있으면 참여하실 수도 있고, 저도 그런 분들을 알고 있으니까 걱정 마세요", "모르는 점은 소책자도 있으니까 읽어 보시면 도움이 될 거예요" 등 걱정했던 많은 부분들에 대한 정보를 주었다.

나는 바니 씨한테 들은 이야기를 토대로 '내가 병원에 관해 알고 싶은 것은 무엇인지', '궁금한 점은 무엇인지'를 먼저 정리하고 나서 인터넷으로 후두암에 대해 알아보기도 하고, 세컨드오피니언(second opinion, 다른 의사의 소견)을 받을 수 있는 병원을 찾아보기도 하는 등 행동을 시작했다.

이후 다시 병원을 찾았을 때 의사와 간호사에게 앞으로 내 생활에 생기는 변화에 관해 이것저것 질문할 수 있었다. 질문하고 답을 들을 수 있어 마음이 놓이자 내 상태를 받아들이고 병과 맞서 싸울 용기가 생겼다.

만약 매기 암센터를 몰랐다면, 그래서 바니 씨를 만나지 못했다면 충격과 불안 때문에 고민하는 시간이 훨씬 길었을 것이다.

아트테라피로 세상에 다시 나오다

재수술은 암전문병원에서 받았다. 최첨단의료 덕분이기도 했고 운도 좋아 성대의 반만 제거했기에 다행히 목소리를 잃지는 않았다.

그러나 조용한 실내에서는 낮아진 목소리가 괜찮았지만, 실외나 다소 시끄러운 곳에서는 내 말이 상대방에게 잘 전달되지 않는 탓에 나도 상대방도 대화를 편히 나눌 수가 없었다. 이런 일이 반복되면서 자신감을 잃은 나는 외출을 꺼리고 집에만 머물렀다. 이대로 가다가는 인생이 엉망이 돼 버릴 것 같았다.

그 무렵 런던 매기 암센터에서는 다양한 프로그램이 시작되고 있었다. 그 가운데 하나가 아트테라피였다. 그림이나 수예, 조각 등 본인이 좋아하는 활동을 골라 작업하면서 마음의 평온을 찾거나 테라피스트와의 대화를 통해 자신의 상태를 호전시키는 것이 바로 아트테라피다. 나는 전부터 그림을 그렸기 때문에 '그림으로 무엇인가를 해 보자'라는 생각으로 일주일에 한 번씩 센터를 다니기 시작했다.

내가 자신감을 잃은 것은 목소리가 작아져 다른 사람과 대화가 잘 통하지 않았기 때문이었다. 그런데 아트테라피를 하러 가면 나와 비슷한 처지에 있는 사람들과 이야기를 나눌 수도 있었다. 물론 조용하기 때문에 내 목소리도 잘 들렸다. 아트테라피에 다니기 시작하면서 다양한 사람들과 대화를 나눌 수 있게 된 덕분에 잃었던 자신감도 점차 회복했다. 게다가 좋아하는 그림을 그리고 있으면 마음이 평온해져 세라피를 마치고 집에 올 무렵이면 항상 행복했다.

친구 같은 마음의 안식처

매기 암센터의 또 하나 좋은 점은 '무슨 일이 생겼을 때 이야기를 들어 줄 곳이 있다'라는 강한 안심을 준다는 것이다. 다급한 일이 생겨도 평소 다니는 병원의 의사나 간호사는 바빠서 시간적 제약이 있는 데다, 예약이 필요하기 때문에 연락을 하기 어렵다.

그런 점에서 매기 암센터는 예약하지 않고 방문할 수 있어서 좋았다. 또 방문했을 때 시간이 맞는 테라피스트가 있으면 참여해 이야기를 나눌 수도 있다. 필요한 경우에는 의학적인 지식을 토대로 조언도 해 주었다. 친구처럼 친근하게 대해 주며 전적으로 환자 입장에서 생각해 주니, 환자들에게는 마음의 지주 같은 존재다.

매기 암센터의 배려 있는 대우를 받으면서 나는 병원에 가서도 내 병의 상태와 치료에 대해 질문할 수 있게 됐다. 바니 씨로부터 "일본에서 관계자 분들이 오셨는데요, 혹시 시간 괜찮으면 오이카와 씨 이야기 좀 들려주시지 않겠어요?"라는 전화를 받기도 했다. 그래서 여러 사람들 앞에서 용기를 내어 이야기를 했다. 그럼으로써 많은 사람들 앞에서 이야기할 수 있는 자신감도 되찾았다.

마지막으로 나는 매기 암센터를 알고 나서 12시간의 대수술을 받아들일 수 있었다. 또한 테라피에 다니면서 불안을 떨치고 일상으로 돌아갈 수 있었다. 매기 암센터는 '마음의 안식처'와 같은 곳이다. 진심으로 감사를 드린다.

이 에피소드에서 배울 점

암 재발 선고를 받고 혼란스러웠던 오이카와 유리코 씨는 매기 암센터에서 당시의 감정과 혼란에 대해 이야기를 나누면서 자신이 처한 상황의 궁금한 점을 해결할 수 있었다. 그 결과 치료에 적극적으로 참여하게 되었다.

병 때문에 힘들더라도 정신을 차리면 다시 일어서는 데 필요한 존재의 본질이 보이기 시작한다. '나를 이해해 주고 응원해 주는 사람이 틀림없이 있다'라는 안도감이 생기면 환자들은 오이카와 씨처럼 자신의 발로 어려움을 딛고 설 수 있다. 이러한 역할은 병이 의심되는 초기단계부터 필요하다.

의료인은 '치료하는 입장'에서 물론 노력하고 있다. 하지만 '치료받는 환자 입장'에 서 줄 의료인도 필요하다. 환자가 그런 의료인을 만나면 '치료하는 입장에 있는 의료인'과 함께 치료에 매진할 힘을 얻는다. 한 사람 한 사람의 환자에게 그런 존재가 있는지 확인하고 만날 수 있도록 도움을 줄 필요가 있다.

런던 매기 암센터로 견학을 갔을 때 "일본에서 오셨으니 저희 센터 이용자이신 일본인 유리코 씨의 말씀을 들어보시면 어떨까요?"라는 바니 씨의 제안으로 유리코 씨를 만났다. 온화한 미소를 지닌 우아한 인상의 유리코 씨 이야기를 듣게 된 것이 계기가 돼 이번 원고가 결실을 맺었다.

이후 매기 암센터의 영향을 받아 설립된 도쿄 신주쿠의 '생활 속 보건실'에서 일본에 일시 귀국한 유리코 씨와 반가운 재회를 했다.

암 생존자인 간호사의 10년

다카다 요시에

암 진료 거점병원 간호사다.
간호 기초 교육과 복지 관련 직장을 거쳐
현재 병원에서 근무하고 있다.
완화케어병동, 혈액내과, 수술실,
외래화학요법실 등에서 일했다.
30대에 암 생존자가 된 후
10년이 넘는 시간이 흐르는 동안
'나는 행복한 사람이다'라고
생각하는 일이 늘었다고 한다.
이를 내면의 변화라고 여기고 있다.
병원 복도를 지나다 환자들이 부르면
서서 이야기를 나눈다고 한다.

인도에서 암을 발견하다

인도를 여행한 사람에게 "인도에 가면 인생관이 바뀐다"라는 말을 들은 적이 있다. 그런데 나는 인도에 가서 인생 자체가 바뀌었다.

인도라 하면 뭐니 뭐니 해도 아유르베다[21]와 허브나 오일을 이용한 마사지가 유명하다. 여행 중인 나는 인도 마사지만큼은 꼭 받아야겠다고 다짐했다. 따뜻한 오일을 듬뿍 이용한 마사지를 받으니 천국에

---

21 인도의 전통자연의학 - 옮긴이

온 것 같았다. 그런데 뭔가 이상했다. 가슴 주변이 약간 당기는 느낌이 들어 만져 보고는 깜짝 놀랐다. 멍울이었다. 내 인생을 바꾸는 사건의 시작이었다. 간호사인 내가 유방암에 걸린 것이다. 지금으로부터 10년 전 이야기다.

암 선고와 무언의 친절함

가슴에 멍울을 발견하고 나서 간호사가 아니라 환자로 병원에서 진료를 받았을 때 새롭게 느낀 것들을 소개하고자 한다.

간호사는 상냥하고 친절하다. 간호사는 '환자에 대한 배려'라는 케어 행동을 업무적인 태도를 넘어 자연스럽게 보여 준다. 정말 훌륭한 사람들이 아닐 수 없다.

나는 초진 때 담당의사로부터 이런 말을 들었다.

"암이 틀림없습니다. 다 절제해야 합니다. 그리고 항암제치료도 해야 합니다. 오늘 가능한 검사를 받고 가세요."

말투가 꽤나 무덤덤하다는 생각이 들었다. 아마도 내가 간호사라는 사실을 알고 있으니까 그랬던 것 같다. 아무리 그렇더라도 의료종사자마저 '일 때문에 환자를 상대할 때'와 '자신과 가족이 환자 입장이 됐을 때'는 다르지 않을까 하는 의구심마저 들었다.

그날은 혼자서 병원을 찾은 나를 배려해서인지 진찰실에 있던 간호사가 진찰이 끝나자 "같이 가요"라며 다음 검사 접수창구까지 같이 가졌다. 특별히 말을 건네지는 않았지만 마음 씀씀이가 고마웠다. 이처럼 '환자에 대한 배려'라는 케어 행동은 간호사라면 대부분 자연스럽게 하는 일이다. 이후로도 간호사들로부터 많은 격려와 배려를 받았다. 간호사는 케어 마인드가 풍부하고 훌륭한 마음씨를 지닌 사람들이라고 생각했다.

유방암 수술은 편한 수술?

그러나 때로는 순수하게 기뻐할 수 없는 어설픈 격려도 있었다. 그 무렵 오랜만에 만난 간호사 선배가 근황을 물었다. 언젠가는 알게 될 일이라 조만간 입원해 수술을 받을 예정이라고 이야기했다. 그때 그 선배의 격려가 그랬다.

"유방암이라 그나마 편하겠네. 수술 다음 날부터 휠체어 타고, 그 다음 날부터는 걸어서 화장실에 갈 수 있고 식사할 수도 있으니까."

격려해 주려는 선배의 마음을 알기에 그때는 "맞아요"라고 대답했다. 하지만 약간 복잡한 심정이 들었다.

유방암이 편안하다고? 아니 그게 무슨 말이야! 아마도 간호사의 손길이 많이 필요하지 않기 때문이겠지. 그러나 나는 '간호사로서 유방암 수술을 받는 환자를 간호하는 것'이 아니라 '환자로서 유방암 수술을 받는 것'이다.

물론 유방암 수술은 침습[22]이 크지 않다. 아무리 그렇더라도 100퍼센트 안전한 것은 아니다. 수술 후 며칠 동안의 경과가 그 이후의 질병 경과와 같지 않을 수 있다. 물론 수술 다음 날부터 식사가 가능하다고 해서 반드시 경과관찰 기간이 짧고 예후가 양호한 것도 아니다. 암은 전이나 재발 가능성이 짙은, 생명과 관련된 질병이다. 암에 걸리면서 내 인생은 크게 변했다. 유방암에 걸리면 대체로 수술 후 5년 동안 보조요법을 받아야 하고, 10년 동안 재발하지 않아야 비로소 완치된 것으로 본다. 나는 이렇듯 입원을 앞두고 '간호사들로부터 시선의 세례'를 받았다.

편한 치료는 없다

수술 후 나온 병리 결과를 보니 다행히 림프절로 전이되지는 않은 상태였다. 그리고 수술 후 보조요법은 호르몬제만 복용하는 것으로 결정이 났다. 복용을 시작할 때 약을 건네 준 간호사도 격려의 말을 잊지 않았다. "호르몬제니까 항암제에 비하면 편해서 다행이에요."

또 '편하다'는 말이 나왔다. 간호사의 말뜻은 항암제처럼 '구토, 탈모, 골수억제, 점막이나 피부 장애 등으로 인한 고통스런 부작용이 없다'라는 의미거나, '발열성 호중구[23] 감소'처럼 의료적 관리를 필요

---

22 수술이 환자에게 미치는 영향 – 옮긴이
23 주로 골수에서 만들어지는 과립백혈구의 일종 – 옮긴이

로 하는 증상이 나타나지 않아 다행이라는 의미였을 것이다. 그렇다면 정말 호르몬치료는 항암제치료에 비해 편한가.

호르몬제를 복용하면 나타나는 증상은 안면홍조, 손발 저림, 비만, 어깨 결림 등이다. 이들은 의료인들이 보기에 부정 호소[24]에 해당된다. 이는 의료적인 개입의 대상이 되지 않기 때문에 편한 것으로 간주되고 있는지도 모른다.

그러나 수술 후 보조요법으로 받는 항암제치료가 3~12개월이면 끝나는 데 비해, 호르몬치료는 5년 동안 받는다. 치료에 따라서 자궁내막암의 발생률이 높아진다는 데이터도 있다. 호르몬치료가 일상생활에 주는 영향이 전혀 없는 것도 아니다. 환자들 중에는 '항암제 부작용보다 안면홍조가 더 힘들다'라는 사람도 있다. 그래서 호르몬치료를 중단하는 사람도 있다. 불쾌한 증상을 견디면서 5년을 살아가야 하는 것이다. 5년이 아니라 10년 동안 지속해야 치료 성적이 좋다는 데이터도 있다. 그러므로 호르몬치료를 지속하는 것은 임신이나 출산 등 인생 설계에도 영향을 준다.

의료적인 개입 여부만 가지고 간호사들이 '편하다'거나 '가볍다'라고 판단하는 것은 유감스럽다. 환자의 생활주기나 생활방식을 고려해 치료를 돕고 지원하는 것이 간호사의 중요한 역할이기 때문이다.

---

24 환자의 자가증상으로 일종의 장기장애나 질환을 추정할 수 없는 호소 – 옮긴이

역지사지의 마음으로

간호학생들은 간호기초교육 초기단계에서 '생활의 관점에서 환자를 파악하라'는 교육을 받는다. 하지만 수업이 진행될수록 환자를 의료모델로 보게 된다. 간호 과정에서도 '생명에 위협이 되는 사안이 먼저!'라는 교육을 받는다. 급성기의료가 중심인 시설에 근무하는 간호사일수록 환자를 의료모델로 인식하는 경향이 클 것이다.

그러나 급성기에 중심을 둔 간호사의 시각과 가치관으로 환자에게 말을 거는 것은 종종 불쾌감을 줄 수 있다. 환자의 기분을 배려해 불쾌하지 않게 말을 건네는 일이 얼마나 어려운지 환자 입장이 되고서야 뼈저리게 느꼈다. '만일 나와 내 가족이 이렇게 됐더라면'이라는 상상력을 발휘한다면 어떤 말을 건네야 하는지 알 수 있을 것이다.

내가 근무하는 병원의 외래에서는 진행성 재발암 환자들이 수술 전과 후에 암화학요법을 받고 있다. 나는 환자들로부터 완화케어에 대한 질문을 받을 때가 많다. 각 단계에 따라 다양한 상실감을 경험하고 있는 환자들에게 '그 환자가 받고 있는 치료의 의미'를 생각하면서 질 높은 케어를 실천하고 싶다. 따라서 환자가 경험하는 상실에 대한 케어에 지금까지 겪은 암 치료 경험과, 완화케어 분야에서 일한 경력을 최대한 살려 임할 생각이다.

효율적인 업무와 환자의 안위 사이

간호사는 어쨌든 바쁘다. 항상 많은 환자들을 보면서 그 많은 처치와 케어를 머릿속에서 정리해 동시다발로 처리해야 한다. 그토록 바쁜 와중에도 '어떻게 하면 일을 더 효율적으로 할까?' 고민하며 업무 개선에 힘쓰는 진정한 아이디어 집단이다. 그러나 때론 효율과 업무의 조율만 우선해 주체인 환자를 객체화하기도 한다. 그러니 환자의 안위가 뒷전으로 밀리고 있지는 않은가 뒤돌아봐야 한다.

케어를 함께 생각하는 것

유방암 수술을 받은 날에는 거의 뜬눈으로 밤을 지새웠다. 그런 상태에서 오전부터 물수건으로 몸을 닦아 주고, 옷을 갈아입혀 주는 등 수술 후 첫날에 하는 처치와 케어가 이어졌다. 이때 "전날 밤 잠을 못 자 피곤하니 푹 쉬고 싶다"라든가 "움직이면 아직 아프다"라는 등의 환자의 바람이나 상태는 크게 고려되지 않는다. 옷을 갈아입고 나면 조기이상(早期離床)[25]을 목적으로 "자, 이제 걸을까요?"라고 말한다.

나 역시 병동에서 같은 업무를 봤다. 그래서 가급적 오전 중에 그날의 일과를 끝내고 오후에는 기록에 집중하는 것이 낮 근무 방식임을 익히 잘 알고 있었다. 그렇기는 하지만……. 수술을 받은 다음 날 체온을 재러 온 간호사는 간호계획과 전자차트에 적힌 순서대로 증

---

25 수술 후 환자의 호흡이나 순환 기능을 촉진해 체력 회복 속도를 높이기 위해 수술 직후부터 조금씩 체위 변환이나 심호흡 등을 시키는 것 – 옮긴이

상을 체크했다. "팔이 붓지는 않았나요?"라고 묻길래 "팔꿈치 위가 약간 후끈거리는 것 같아요"라고 대답했다. 하지만 내 대답에 대해서는 아무런 언급도 없이 "네, 통증은 없으세요?"라고 질문을 계속했다. 묻고 싶은 것과 기록해야 하는 것 외에는 관심이 없어 보였다.

아마도 수술 다음 날에 해야 할 처치를 서둘러 끝내고, 관찰할 것을 빠짐없이 관찰해 기록하는 것이 그 간호사가 그날 꼭 처리해야 할 일이었을 것이다. 신입 간호사들은 선배 간호사나 수간호사에게 스케줄대로 업무를 수행하고 있는지 체크를 받는다.

그러나 수술 다음 날 정말 모든 환자가 천편일률적으로 몸을 씻고 옷을 갈아입을 필요가 있을까? 수술 다음 날 걷는 것이 과연 모두에게 필요할까? 환자의 연령대나 상태와 상관없이 말이다. 받은 수술이나 수술 부위에 따라서는 걷는 동작은커녕 일어나는 일조차 고통스러운 경우도 있다.

나는 수술 후 사흘째에 통증이 사라져 편안해지자 그제야 비로소 가만히 있는 것이 지루해졌다. 컨디션이 회복되면 사람은 자연스럽게 몸을 움직이게 돼 있다는 것을 새삼 깨달았다. 환자에 따라서 다르겠지만 만일 수술 직후에 충분히 쉬지 못했다면, 다음 날 오전에는 푹 쉬고 그 후에 몸을 움직이는 것이 회복에 좋을 수도 있겠다는 생각이 들었다.

간호는 사람이 사람에게 하는 행위이기 때문에 그날의 케어에 대해 환자와 상의해서 결정해야 한다. 아울러 가능하다면 표준 진료지침을 유연하고 탄력있게 운용하는 것도 좋을 듯하다. 환자와 간호사가 케어를 함께 생각하는 것이 '함께 더 잘 살아가는 힘'이 될 것이다.

환자를 간호사의 시선으로 보는 것뿐 아니라 때로는 '내가 환자라면, 내가 링거를 맞고 수술을 한다면 어떤 간호를 원할까?'라는 역지사지의 마음으로 생각한다면 창의적인 간호가 가능하지 않을까? 간호사는 풍부한 상상력과 창의력을 갖춘 사람들이다. 환자는 간호사가 업무를 빈틈없이 효율적으로 처리할 때는 물론이고, 환자의 안위를 항상 걱정해 주고 있다고 느껴야 안심한다. 간호사들이야말로 마음속 깊이 환자에 대한 배려와 상냥함을 지닌 사람들이다.

병에 대해 이야기할 수 있는 외래카페

복직을 하고 수술을 받은 지 2년이 지날 무렵까지 검사를 받기 위해 가끔 휴가를 내야 했다. 수술 후 2년 정도까지는 암의 재발 가능성이 비교적 높기 때문이었다.

이 무렵 동료 간호사로부터 "아직도 외래나 검사를 받으러 다녀? 난 건강검진에서 추가검사가 필요하다는 결과가 나왔는데도 바빠서 못 가고 있는데."라는 말을 들었다. 마치 수술을 받은 지 2년이나 지났는데도 꼭 병원에 다녀야 하느냐고 비난하는 듯했다. 놀랍기도 하고 화도 났다. 그래도 어쩔 수 없었다.

암은 만성질환이다. 유방암은 특히나 진행이 늦기 때문에 '10년 이상' 재발하지 않아야 비로소 완치되었다고 본다. 그러므로 정기적인 경과관찰이 꼭 필요하다. 유방암 생존자들 중에도 수술 후 5년 동안 보조요법을 받는 사람들이 많다. 수술 후 10년이 지났는데도 재발하는 경우도 있다. 10년이란 세월은 정말 긴 시간이다. 인생에는 정말 다양한 일들이 일어난다. 그동안 재발에 대한 불안은 사라지지 않는다. 수술과 보조요법이 몸과 마음에 미치는 영향도 있다. 화학요법이나 방사선 치료에 따른 부작용 중에는 조기에 나타나는 것도 있지만, 뒤늦게 나타나는 만기증상도 있다.

급성기병원에 입원한 많은 환자들은 치료를 받다 수술 목적으로 입원하고 회복하면 퇴원한다. 이것이 병원의 일상이다. 그러므로 급성기병동 간호사들이 '암과 같은 만성질환 환자가 안정기로 접어들면 어떤 빈도로 진찰을 받고 얼마 동안 경과관찰을 해야 하는지', '퇴원 후 환자들이 어떤 생활을 하는지' 모르는 것도 이해는 간다.

그렇지만 '퇴원 후 만성기 환자나 가족을 지원해 줄 그 무엇'이 있으면 좋겠다는 생각이 들긴 한다. 외래를 둘러보다 보면 아는 환자나 그 가족들 한두 명은 꼭 만나기 마련이다. 그들과 짧은 대화를 나누면서 느낀 점이다.

"내 얘기 좀 들어 주세요. 정말 힘들었어요", "오늘 이 약을 처방 받았어요. 이거 먹고 나아야 할 텐데……", "지금은 어느 과에 계세요? 다음에 가서 상담 좀 받고 싶어요" 같은 이야기들을 나눈다.

이런 이야기를 듣다 보면 하고 싶은 말도 많고 상담 받고 싶은 것도 넘친다. 그중에서도 특히 걱정이 많은 환자들은 외래로 내복약을 받아 암 치료를 하는 이들이다.

"외래로 약만 타 가면 시간도 들지 않고 좋지만, 이야기할 상대도 없고 간호사 분들도 못 만나니 고독해요. 치료가 잘 되면 그나마 다행인데, 그렇지 않을 땐 정말 괴로워요.”

그래서 ‘병에 대해 이야기를 나눌 수 있는 외래카페’가 생겼으면 하는 것이 내 바람 중 하나다. 외래 환자들이나 가족들이 병에 대한 설명을 들을 수 있고, 자신의 기분을 정리할 수도 있으며, 푸념이든 하소연이든 하고 싶은 이야기를 뭐든 털어놓을 수 있는, 진찰이 끝나고 집에 가기 전에 들르는 장소 말이다. 전문가들은 물론 환자들끼리도 서로 도움을 주고받을 수 있는 곳이라면 더욱 좋지 않을까?

그러나 안타깝게도 이런 외래카페에는 진료수가가 적용되지 않는다. 복권이라도 당첨된다면 모를까, 현재로서는 구체화할 방법이 없다. 그래서 지금은 직접 관련 있는 외래화학요법 환자들에게 제공하는 케어의 질을 높이는 데 힘쓰고자 한다.

내 인생의 베스트 파트너

내가 암에 걸린 것을 두고 간호사들 입장에서는 ‘불쌍하고 안됐다’라는 생각이 드는 것 같다. 그런데 내가 정말 불쌍한 존재인가?

예전에 인도를 여행할 때 “큰 결단이 필요한 시기에는 점을 보라”는 말을 들었다. 그래서 점쟁이를 찾아갔었다. 점쟁이는 “당신은 다음 달 인생의 베스트 파트너를 만나게 될 겁니다”라는 말을 들었다. 점쟁이 말대로 그 ‘다음 달’에 나는 암 수술을 받기 위해 입원했다.

나는 암에 걸리면서 가치관이 명확해졌고, 사람을 케어할 때 중요한 생사관을 정립할 수 있었다. 무엇보다 간호사와 환자 양쪽의 입장에서 의료를 바라볼 수 있게 되었다. 물론 그때까지는 모르고 지냈던 많은 사람들을 만났다. 암에 걸린 것은 나에게 분명 인생의 베스트 파트너와의 만남과도 같았다.

일과 치료의 양립을 생각하다

간호사는 항상 생명과 마주하면서 일을 한다. 생명이 가장 중요하다는 것은 잘 알고 있다. 그러나 사람이 살아간다는 것은 '목숨만 붙어 있으면 된다'라는 의미는 아닐 것이다. 사람에게는 하루하루 살아가는 것, 생활한다는 것, 그중에서도 일과의 절충이 매우 중요하다.

암 진단 충격보다 일에 대한 걱정이 앞서다

간호학교의 가을은 매우 분주하다. 내가 암 생존자가 됐을 무렵 나는 간호학교의 교사로 1학년 담임과 노년간호학을 맡고 있었다. 가을에 1학년 학생들을 대상으로 거행되는 '대모식(戴帽式)'은 담임으로서 책임이 무거운 행사다. 이밖에도 가을에는 추천입학과 학교축제가 있고, 노년간호사 수업도 시작한다.

이렇게 바쁜 가을이 시작하는 9월에 나는 '암 선고'를 받았다. 그때는 암에 걸렸다는 충격보다 '일을 어떻게 하지?' 같은 걱정이 앞섰다. 지금 돌이켜보면 간호사라는 직업을 가진 사람들의 어쩔 수 없는 현실이었던 것 같다.

나는 입원 전에 일을 미리 처리하느라 정신이 없었다. 입원과 수술, 그리고 병리진단 결과에 따라서 수술 후 보조요법이 필요한지 알 수 있기 때문에 치료 기간이 어느 정도 될지 가늠하기 어려웠다. 내가 치료를 위해 자리를 비우는 동안 다른 직원에게 내 일을 넘겨야 했으므로 할 수 있는 준비는 다 해 두고 싶었다. 직장과 병원이 가까워 한 시간 정도 짬을 내 검사를 받고 학교로 돌아와 일을 처리하는 생활이 이어졌다. 암 치료를 위해 병가를 내야 하는 상황에 대해서 상사와 일부 직원들 말고는 아무도 모를 때였다.

'취업지원'이 없던 시절의 직장

수술 후 직장에 복귀한 것은 2001년이었다. 이 무렵은 아직 '암대책기본법'이나 '취업지원'이라는 말, '5대암 지역 연계 패스(Path)'는 없던 시절이었다. 당시 간호사들의 대부분은 암의 초기치료 후 경과에 대해 잘 몰랐던 것 같다. 그저 발등에 떨어진 업무 처리에 쫓겨 만성질환인 암 환자의 초기치료 후 경과나 생활에 대해 생각해 본 적이 거의 없었을 것이다. 그래서인지 내 유방암 치료를 둘러싼 주위 간호사들의 반응은 매우 다양했다.

"유방은 없어도 살 수 있으니까", "몸이 이 지경인데 어떻게 그렇게 태평하게 일을 해? 나 같으면 방에 틀어박혔을 거야"와 같은 말을 들을 때마다 '평소 수업이나 실습시간에 학생이나 환자에게 하는 말과 실제로 하는 생각이 이렇게 딴판이구나' 하며 새삼 놀라곤 했다. '이것이 간호사들의 속마음이구나. 역시 평소의 말과 행동은 다 가식이었나?' 하는 생각마저 들었다.

직장 회의에서는 실습과 수업에 대한 의제를 다룰 때 내가 병가를 냈던 것과 관련해 이런저런 이야기들이 나오곤 했다.

"병가를 내는 바람에 수업 일정을 짜기 힘들었다", "실습 지도할 사람이 부족해서 어려움이 많았다" 같은 이야기들이었다.

내가 병가를 내고 싶어서 낸 것이 아니었다. 그리고 수술 후 보조요법을 받을 때는 멀쩡해 보이기 때문에 일을 열심히 하지 않는 것처럼 보였을지도 모른다. 허나, 잠깐이라도 병가를 냈다가 복귀한 뒤 일의 효율이 떨어진 사람을 향한 주위와 조직의 시선은 차가웠다.

나 역시 체력적으로 힘든 업무가 많은 과나 정신적인 스트레스가 많은 과로 발령을 받은 적이 여러 번 있었다. 한 사람이 '야근이 불가능하거나 일부 대처가 불가능한 상황'은 계속 이어지지 않는다. 그런데도 "야근을 못하는 사람이 있으면 곤란하다"라든가 "다른 사람한테 부담이 가중된다"며 주변의 암 환자에게 부당한 대우를 하고 있지는 않은지 돌아볼 필요가 있다.

일도 중요하고 치료도 중요하다

간호사라면 암에 걸린다는 것이 그 사람의 인생에 어떤 영향을 미치는지에 대해 생각해봐야 한다. 해당 환자의 생활방식을 점검하면서 말이다.

수술을 받은 지 2년이 지난 2003년경 나는 근무 위치를 임상으로 바꿨다. 그리고 병동에서 근무할 무렵 동료 간호사에게 "재발하면 여기서 일을 계속하는 것은 무리니까 다른 곳으로 가 줬으면 좋겠어"라는 말을 들었다. 이것이 그 간호사의 솔직한 심정이었으리라. 하지만 듣는 입장에서는 재발에 대한 두려움은 물론 수입과 생활에 대한 불안까지 느끼게 되는 잔인한 말이었다. 암환자들 중에는 수입이 없어 치료를 계속 받을 수 없는 사람도 있다. 직장이라는 곳이 수익을 올려 직원들에게 임금을 지불해야 하는 집단이라는 것은 이해한다. 그렇다고 암을 경험한 사람들의 능력을 무조건 저평가할 것이 아니라 긍정적인 측면도 봐주었으면 한다.

외래에서는 "일 때문에 예약 날짜를 바꾸고 싶다"라든가 "검사날짜를 변경하고 싶다"고 말하는 환자가 종종 있다. 그럴 때 "병을 치료하는 것과 돈을 버는 것 중에서 뭐가 더 중요합니까?"라고 물은 적은 없는가? 진찰이나 설명을 할 때 환자와 함께 병원을 찾지 않는 가족을 어떻게 평가하고 있는가? 당사자는 물론 가족들도 치료가 얼마나 중요한지 뼈에 사무치리만큼 잘 알고 있을 것이다. 면회를 가고 싶은 마음도 굴뚝같을 것이다. 그러나 생활을 하려면 일도 중요하다. 바빠서 휴가를 낼 수 없거나, 휴가를 자주 내면 해고되지 않을까 불안해하는 사람들도 있다.

그런 사정은 직업인인 간호사들도 잘 알 것이다. "일은 잘 되세요?"라든가 "치료 못지않게 일도 중요하죠"라며 일과 치료를 병행할 수 있도록 신경 써 준다면 환자들은 안심한다. 다양한 불안과 어려움에 대해서도 간호사에게 털어놓을지 모른다. 일과 치료를 병행할 방법을 함께 고민해 준다면 더할 나위 없이 감사할 것이다.

암 경험을 업무에 활용하는 길을 찾다

나는 요즘 환자들과 그 가족들로부터 "이런 기분을 알아주는 간호사는 처음이에요", "이런 얘기는 공감해 줄 수 있는 사람 아니면 못해요"라는 말을 가끔씩 듣곤 한다. 때론 좀처럼 드러내기 힘든 속내를 보이는 환자도 있다. 내가 암에 걸린 적이 있다고 말하지 않아도 환자와 환자 가족들은 나에게서 다른 간호사들과는 다른 느낌을 받는 게 아닌가 싶다. 이런 시간을 함께하다 보니 환자들끼리 서로 의지하고 힘이 되어 주는 이른바 피어서포트(peer support)[26]가 얼마나 중요한지 새삼 깨달았다. 그리고 환자와 간호사라는 관계 이상의 끈끈함을 느끼게 됐다. 이것도 암이 내게 준 선물이다.

'피어서포트'라는 용어가 2012년 6월부터 일본정부의 암대책추진 기본계획에 추가됐다. 암을 경험한 간호사는 의료지식도 갖추고 있어 피어서포트가 가능할 뿐 아니라 환자와 의료진 사이의 가교 역할도 할 수 있다. 병을 통해 얻은 것으로 간호기술의 개발과 의료종사자 교육에 도움을 줄 수도 있고, 교육에 널리 활용할 수도 있다. '취업지원방안'을 모색하는 일에 참고할 수도 있을 것이다. 인식을 바꾸면 민폐로 여겼던 것이 오히려 장점으로 탈바꿈될 것이다.

암 생존자의 곁을 지키다

병원에 근무하는 간호사의 상당수는 병동에서 일한다. 요즘 급성

---

26 같은 입장에 있는 사람들끼리 서로를 지원하는 것 – 옮긴이

기병원의 병동 간호사들은 정말 바쁘다. 병동에는 검사를 받으러 온 환자와 수술을 위해 입원한 환자, 감염증 치료를 위해 온 환자, 종말기 환자들까지 매우 다양하다. 입원 기간도 점점 짧아지고 환자가 한 명 퇴원하면 그 자리에 다른 환자가 곧바로 입원해 들어온다. 고령자들이 입원하는 경우도 많고 의료의 내용도 복잡하다. 그렇기 때문에 사고를 내지 않도록 주의를 기울여 업무에 임해야 한다. 이 모든 일을 소화해 내는 것을 보면 간호사들은 정말 대단하다는 생각이 든다.

그런데 간호사라면 누구나 한 번쯤은 입원했다 퇴원한 환자를 외래에서 우연히 마주쳤을 때 깜짝 놀란 적이 있을 것이다. '어머, 이 사람이 이런 사람이었어? 입원했을 때랑 완전 딴판인걸' 하고 환자의 변화에 놀란 경험 말이다. 입원했을 때는 의료 행위가 필요한 환자다. 그래서 간호사들이 암 환자에 대해 '수술을 해도 재발해 결국 사망에 이르는 존재'로 인식을 하고 있어도 어쩔 수 없는지 모른다.

요즘은 암 치료법이 하루가 다르게 발전하면서 치료 성적이 향상되었다. 그래서 암 선고 이후에도 생활이 가능해졌고 치료 기간도 길어지고 있다. 게다가 암 치료도 외래가 중심이 되다 보니 병동 간호사들 중에는 암 치료의 현황과 환자들의 일상생활을 잘 모르는 경우가 늘고 있다.

"한 환자 분이 병동 간호사한테 항암제치료를 받으면 이제 아무것도 못하게 된다는 말을 들었대요."

동료 간호사가 외래로 화학요법을 받으러 온 환자에게 듣고 안타까워하며 내게 전한 말이다. 물론 입원 중인 환자는 침대에 누워 있는 경우가 많다. 하지만 그렇다고 해서 몸이 항상 좋지 않은 상태인 것은 아니다.

병동 간호사들의 임무는 수술을 받을 환자들이 입원한 목적을 표준 진료지침에 따라 달성한 다음 퇴원시키면 끝난다. 그러나 환자들에게는 그때부터가 진정한 '암 생존자로서의 인생'이 시작된다. 암 선고를 받았을 때의 충격과 처음으로 경험한 입원치료에 대한 막연한 불안이 끝도 없이 계속되지는 않는다. 사람들은 닥친 일에 대처하고 적응해 가는 능력을 갖고 있다. 수술 후의 보조요법이나 경과관찰을 5년, 10년 지속하는 동안 환자들의 인생에는 제각기 다양한 일들이 벌어진다.

암 생존자들은 다양한 경험을 한다. 소아암 경험자는 치료 때문에 학업을 중단하거나 다른 사람들을 사귈 기회가 적어 고독을 경험하는 경우가 많다. 치료에 따라 신체 기능이 크게 변하는 경우도 있다. 수술 후 받아야 하는 호르몬치료 때문에 아이 갖는 것을 포기하는 사람이 있는가 하면, 아이를 갖기 위해 치료를 포기하는 사람도 있다. 손녀와 함께 목욕탕에 가기 위해 유방재건수술을 받으려는 사람도 있다. 부모님을 돌보거나 간병을 위해 자신의 치료를 중단하는 사람도 있다.

이런 의사결정의 상당수가 짧은 진찰 시간 동안 의사와 환자가 함께 판단한다. 환자가 인생에서 중요한 것을 결정하는 순간에 간호사는 제 역할을 충분히 하지 못하는 것이 현실이다. "외래에서는 대부분 간호사를 볼 수 없다"라든가 "진찰을 받을 때 간호사가 옆에 있었으면 좋겠다"라고 말하는 환자들이 있는데, 현행 외래간호사 배치 기준으로는 쉽지 않은 일이다. 내가 초진 때 받은 외래간호를 떠올려 봐도 외래간호는 더 나은 평가를 받아야 한다는 생각을 환자가 되고 나서야 비로소 실감했다. 내게 암이 인생의 베스트 파트너인 것처럼, 간호사는 암 환자의 곁을 지키며 함께 하는 베스트 파트너 같은 존재였으면 한다.

퇴원하는 환자의 10년 후 모습을 한순간만이라도 상상해 보자. 경과가 긴 암 투병 과정에서는 간호사의 끊임없는 지원이 앞으로 더욱 중요해질 것이다. 그러니 간호사는 환자의 생활방식 안에서 '암 생존자권'을 이해해야 한다.

이 에피소드에서 배울 점

한창 일할 나이인 30대에 암에 걸려 암 생존자로 10년이 넘는 세월을 살아온 다카다 요시에 씨는, '직업적으로 환자를 상대할 때'와 '자신이 환자가 됐을 때'의 미묘한 차이를 느꼈다. '이왕 암 생존자가 된 바에는 이를 뭔가에 활용할 방도는 없을까?'라고 생각한 다카다 씨는 매우 귀중한 지적을 하고 있다.

병에 걸린 사람에게 용기를 북돋아 줄 요량으로 건넨 격려의 말이, 상대에게는 오히려 반대의 뜻으로 비춰지는 경우도 있다. 환자의 기분을 배려해 상대를 불쾌하게 하지 않는 말을 건네는 것은 매우 어려운 일이다. 하지만 "나나 내 가족이 이렇게 됐다면"이라는 상상력을 발휘한다면 이런 실수를 어느 정도는 줄일 수 있다고 다카타 씨는 말한다.

병동 업무에서는 환자를 '의료모델'로 보고 치료에만 포커스를 맞추면 '생명을 위협할 수 있는 것'부터 우선적으로 대처하게 된다. 이를 '생활모델'로 바꿔 환자의 생활에 포커스를 맞추면 '라이프사이클과 라이프스타일'을 지원하는 것의 우선순위가 당연히 올라갈 것이다.

간호는 사람이 사람에게 행하는 것이다. 그렇기 때문에 그날의 케어에 대해 환자와 상의하면서 결정하거나 표준 진료지침을 탄력적으로 반영한다면 환자에게 훨씬 좋은 영향을 줄 수 있다. 예를 들어 수술 전 푹 쉬지 못한 환자는 수술 다음 날 오전 중에는 쉴 수 있도록 배려한다. 그리고 이후 스케줄을 조금 뒤로 미루는 것이다. 환자도 몸이 회복돼 컨디션이 좋아지면 어차피 가만히 있지 못하고 자연스럽게 몸을 움직이기 마련이다. 이를 기다렸다가 진료를 시작하는 등 환자와 간호사가 케어를 함께 생각하는 것이 '함께 더 잘 살 수 있는 길'이 아닐까 생각한다.

외래환자는 곁에서 도움을 줄 간호사도 없고 이야기를 나눌 수 있는 환우도 적다. 그렇기 때문에 치료가 잘 되지 않으면 통원 자체가 매우 힘들어질 수 있다.
이런 외래환자나 가족이 병원을 오가면서 잠시 들릴 수 있는 곳으로 다카다 씨
는 '이야기를 나눌 수 있는 외래카페'를 제안하고 있다. 이 카페는 의료인의 도
움뿐 아니라 환우들끼리의 피어서포트도 가능하다. 즉, 병원에서 받은 설명을
차분히 되새겨 보거나 자신의 기분을 정리할 수 있는 매기 암센터의 상담 활동
과도 일맥상통하는 공간이다.

훗날 다카다 씨는 런던 매기 암센터의 바니 센터장과 도쿄 신주쿠의 '생활 속
보건실(야키야마 마사코 실장)'에서 만남을 가졌다. 바니 씨는 다카타 씨에게 "의
료인이 환자가 되는 것은 매우 귀중한 경험입니다. 환자가 돼서야 비로소 깨달
은 것을 소중히 하시길 바랍니다"라고 격려했다. 다카타 씨도 "암 생존 간호사
라는 점을 이렇게 전폭적으로 인정하고 긍정해 주신 분은 처음입니다"라고 답
했다. 즉, 직업적 방향성을 확신한 듯 보였다.

암을 경험한 의료인은 의료인과 환자 양쪽의 시선에서 이해할 수 있다. 그렇기
때문에 의료기술 개발이나 의료종사자 교육, 취업지원방안 모색, 피어서포트
역할까지 많은 것을 소화해 낼 수 있다.

암을 경험했고 의료 현장을 잘 아는 간호사들이 자신들의 귀중한 경험을 환자
를 지원하는 데 활용하자는 취지에서 2010년 10월에 서바이버너스회 '피어너스
(http://peer-nurse.com/)'를 설립했다. 환자와 의료를 잇는 가교 역할을 목표로
전문적인 지원자 '피어 카운슬링 너스(peer-counseling nurse)'로서의 기술을 익
혀 피어 카운슬링을 전국적으로 실시한다는 목표를 세우고 활동을 시작했다.

꼼꼼히 보호받고 있었다

우에노 하지메

아사히신문사에서 근무하고 있다.
1971년생으로 아시히신문사 입사 후
나가노 지국과 요코하마지국,
교육팀, 사회부 등에서 기자로 활동했다.
1997년에 정소종양 판정을 받고 치료 중이다.
이 경험을 토대로 신문에 연재한 글을 묶어
《암과 마주하다》라는 책을 출판했다.

20대에 암 선고를 받은 나, 건강하게 마흔을 맞다

1997년 가을, 내 나이 불과 스물여섯일 때 정소종양 선고를 받았다. 그 뒤 3년 반 동안 입원과 퇴원을 반복했다. 감사하게도 이제는 다 나은 40대 아저씨다. 하지만 지금도 활엽수가 물드는 계절에는 그날의 일들이 떠오르곤 한다.

그날 나는 협소한 외래 진찰 공간에서 의사와 마주앉았다. 암 선고를 받을 것이라고는 꿈에도 생각하지 못했다. 대기장소 한쪽에 있는 얇은 커튼 안으로 들어가면 의사 맞은편에 젊은 간호사가 있었다.

이상하게 당시를 떠올리면 그 간호사의 입장에서 생각해 보게 된다. 방금 암 선고를 받은 젊은 남자가 앉아 있고, 그 바로 앞에는 또 한 명의 주인공인 남자의사가 있다. 생각지도 못한 암 선고에 환자는 넋을 잃었다. 의사는 말을 골라가며 신중하게 설명한다.

간호사는 중요한 임무를 맡고 그 자리에 있는 것이겠지만 '사건'의 당사자는 아니다. 조금 떨어져서 관망하는 입장인 것이다. 그것은 '기자의 눈'과 조금 닮아 있다. 현재 일어난 일이나 당사자로부터 약간 떨어져서 객관적이고 다각적으로 상황을 바라보고 있다. 공감력과 상상력을 지닌 채 말이다.

정작 당사자인 나는 사실 실감이 나지 않아 허공에 붕 뜬 느낌이었다. '적출하면 진짜 아프겠다' 혹은 '그나저나 상사한테는 뭐라고 말하지?' 같은 생각만 두서없이 떠오를 뿐이었다. 사태는 훨씬 심각해 왼쪽 고환에서 폭주가 시작된 세포가 혈액과 림프관을 지나 체내로 전이되고 있었다. 발견했을 때 이미 양쪽 폐에 넓게 전이된 상태였다. 원발부(최초로 발생한 부위)는 간단한 국소마취를 한 다음 수술로 절제했다. 하지만 그 이후 반복된 화학요법은 몹시 가혹했다.

부담 없는 대화가 감사했다

화학요법의 부작용을 견디면서 처음 퇴원하기까지 7개월이 넘는 시간이 걸렸다. 담당의사와 수련의는 늘 같았지만, 간호사는 3교대

체제라 수시로 바뀌었다. 담당간호사가 있긴 했어도 6개월 이상 입원해 있는 동안 내 담당이라고 느낄 만큼 많이 만나지는 못했다. 밤 근무가 많았기 때문이었을지도 모른다.

장기치료는 고통의 연속이었다. 단, 오래 있었던 만큼 많은 간호사들과 친해지기는 했다. 얼굴과 이름이 익숙해지고 서로 살아가는 이야기를 나눌 수 있기까지 역시나 시간이 필요했다. 채혈이나 바이털 체크, 링거 교체, 식사 시간 등 얼굴을 마주하면서 여러 간호사들과 부담 없는 화제로 이야기를 나누게 됐다.

의사와는 기본적으로 증상과 치료, 몸 상태에 대해서만 이야기를 나눴다. 암이 진행된 상태였고 중간 중간 문제도 많았던 환자라 대화의 내용은 상당히 심각하고 무거웠다. 즐겁고 재미있는 화제는 기대할 수 없었으므로 의사와 이야기를 나눌 때는 항상 긴장했다.

그러나 간호사들과는 무거운 이야기는 거의 하지 않고 편안하게 대화를 주고받을 수 있었다. 지루하고 따분한 시간들이 많았는데 덕분에 기분 전환이 돼 감사했다. 아내와도 친하게 지내 줘 기분이 좋았다. 나이도 비슷했고 아내도 같은 직장여성이었기 때문에 친근하게 느꼈던 것 같다.

속마음에도 귀기울여 주었으면

그런데 나는 내 속마음을 털어놓을 상대도 필요했다. 때론 구역질을 참아가며, 때론 지루한 시간을 보내면서 계속 정리되지 않는 생각을 하고 있었다.

'어차피 죽는데 사람은 왜 열심히 살아가야 하는가?', '내가 죽어도 세상은 아무 일 없었다는 듯이 잘 돌아갈 것이라는 현실을 어떻게 받아들이면 좋을까?', '다른 사람들은 죽음을 앞두고 그 공포와 불안과 어떻게 타협했을까?', '종교와 신앙은 이런 고뇌에 대해 어떤 답을 줄 수 있는가?'

이런 질문은 간호사들을 곤란하게 만들 것이 뻔했기 때문에 묻지 않았다. 하지만 실은 나의 이런 생각을 들어 주기만이라도 할 상대가 필요했다. 나중에 기독교나 천주교계 병원에는 채플렌[27]이 있다는 사실을 알고서 내 가까이에도 그런 사람이 있었으면 했다. 그리고 무라타 히사유키[28] 교수가 제창한 '경청을 통한 영적 돌봄'이라는 개념도 알게 돼 취재를 했다. 이 개념에 큰 관심을 갖게 된 이유는 이것이 당시 내가 절실히 바라던 지원이었기 때문이다.

'경청'이라는 말은 예전부터 간호업계에서 항상 쓰였다. 하지만 진정한 의미에서의 '경청'이 더 확산됐으면 한다. '고통에 초점을 맞춰 귀를 기울이는 기술이나 철학'은 완화케어 영역 이외의 간호사들에

---

27 학교, 감옥, 병원, 대사관, 군대에 속하는 성직자의 총칭 – 옮긴이
28 무라타 히사유키-교토 노틀담 여자대학교 특임교수이자 NPO법인 '대인 지원 스피리추얼케어연구회'의 이사장을 맡고 있다. '들어 주는 것은 그것만으로 지원이 된다', '진지하게 들어 주는 상대가 있으면 사람들은 살아갈 힘을 스스로 이끌어 낼 수 있다'라는 등의 메시지를 전파하며, 대인 지원, 암 환자의 심리적 지원, 종말기 큐어와 케어 지원 활동을 하고 있다. 저서로는 《지원자의 지원 지시적 수퍼 비전의 이론과 실제》가 있다.

게도 필요하기 때문이다.

가혹한 치료를 마치고 퇴원했지만, 이후 폐에서 암이 두 번이나 재발해 입원과 퇴원을 반복했다. 당시는 암 환자라는 것을 밝히는 데 상당한 용기가 필요했던 시절이었다. 하지만 암이 재발하자 그런 생각에서 벗어났다. 어차피 다리 한쪽은 저 세상에 걸치고 있는 상황에서 내가 쓰고 싶은 것들을 신문에 싣고 싶었다. 암 환자의 한 사람으로서 솔직한 느낌을 적고 독자들과 공감하고 싶었다. 그렇게 나의 투병생활에 대한 연재를 시작했다.

간호기록을 읽고

연재를 시작할 때 참고한 것은 내 일기와 나의 간호기록이었다. 개인정보보호법을 역이용해 내 의료기록을 모두 공개해 달라고 해 꼼꼼히 읽었다.

자신이 담당했던 환자가 자신들의 간호기록을 읽는다는 것은 현장에 있는 간호사들에게는 상당히 부담되는 일이라고 한다. 허나 나는 내 기록을 보면서 내가 상당히 꼼꼼한 관리를 받고 있었음을 확인했다. 열이 41도를 넘으면서 폐수종이 생겨 사경을 헤맬 때 간호사들이 나를 어떻게 바라보고 있었고, 내 아내에게는 어떻게 힘이 돼 주고자 했으며, 정신이 왔다 갔다 할 때 내가 어떤 말을 중얼거렸는지 등이 다 기록돼 있어 글을 쓸 때 큰 도움이 됐다. 모든 내용이 보고될 때마다 지시가 내려지면서 나는 보호받고 있었다. '적절한 간호를 위한 관찰'이라고 느꼈다.

그러나 고통스러운 경험을 글로 표현하기 위해 기억을 더듬는 것은, 항암제와는 또 다른 고통을 짊어지는 셈이기도 했다. 진흙탕 속 같은 환자의 심리가 그대로 묻어나는 문장을 독자들은 그리 좋아하지 않는다. 그렇다고 건조하고 담백한 표현으로는 느낌이 전달되지 않는다.

고민 끝에 나의 수기 《암과 마주하다》는 관찰자 시점으로 완성되었다. 독자들로부터 "당사자의 심정이 그대로 느껴지면서도 문체가 담담하네요. 마치 옆에서 환자를 관찰한 사람이 쓴 것 같습니다"라는 말을 여러 번 들었다. 아마도 당사자인 내가 아니라 암 선고를 받을 때 곁을 지켰던 간호사의 시점에서 이야기를 끌어갔기 때문일 것이다. 또한 간호기록을 샅샅이 읽은 영향이기도 했을 것이다.

이 에피소드에서 배울 점

투병 중인 환자는 힘든 치료를 지속해도 원하는 결과가 나오지 않아 마음이 무겁다. 그런 환자에게는 부담 없이 나눌 수 있는 대화가 기분을 전환시켜 주는 효과가 있다.

우에노 하지메 씨는 부담 없는 대화와 함께 '마음을 털어놓고 이야기할 수 있는 상대'도 간절히 원했다. 마음속 깊은 곳에 있는 질문은 답이 쉽게 나오는 것이 아니다. 그렇기 때문에 자신이 안고 있는 질문들을 누군가 들어 주기만 해도 좋겠다는 바람이 있었다. 이러한 경험을 통해 관심을 갖게 된 '경청을 통한 대인 지원'이 의료의 현장에 확산되기를 기대하고 있다.

간호기록은 의료인들에게 중요한 서류이자 환자 본인들에게는 인생이라는 드라마의 귀중한 기록이라는 점도 깨닫게 됐다. 우에노 씨는 자신의 간호기록을 꼼꼼히 읽으면서 자신의 투병 상황을 객관적으로 이해할 수 있었다. 또한 의료인들의 '판단과 의도'에 의해 자신이 버틸 수 있었다는 점도 확실히 깨달았다. 이는 투병 환자들에게 더 살아야겠다는 동기를 부여하는 것은 물론 격려도 주었을 것이다.

받아들일 수 있는 인생
받아들일 수 있는 죽음

이케다 쇼조

지역 케어 정책 네트워크 연구주간이자
류코쿠 대학교 명예교수다.
1946년 10월 기후 시에서 태어났다.
대학 시절에는 문학에 빠져 있었고,
졸업 후에는 노동조합 서기로 활동했다.
사회보장을 담당했으며, 1995년 이후에는
개호보험 도입을 위한 사회운동을 전개했다.
이후 류코쿠 대학교 교수로 근무했다.
2011년 8월에 병으로 퇴직 후
지역 케어 정책 네트워크 연구주간이 되었다.
테마는 '개호보험과 긍지 있는 만년'이다.
2013년 4월 23일 성 루카 국제병원
완화 케어 병동에서 향년 66세로 별세했다.

암 4기 선고를 받던 날 밤

대장암 수술을 받고 1년 5개월이 지난 지금, 나는 살아 있다. 처음 암이 발견됐을 때 간과 폐 등으로 전이된 4기였기 때문에 '수술 후 항암제가 잘 들어도 길어야 1년 정도'일 것이라는 시한부 판정이 내려졌다. 그래서 2012년을 맞이하지 못할 줄 알았다. 그런데 화학요법과 이후 이어진 분자표적약은 극적이리만큼 효과가 있어 암의 진행을 억제하고 축소시키고 있다. 나는 과연 언제까지 버틸 수 있을까.

나는 상당히 특이한 환자일지 모르겠다. 대장암일 수도 있다고 생각한지라 4기 선고를 받았을 때에도 '이런, 내 예상을 뛰어넘었군' 정도로 생각했다. 공포나 불안은 전혀 느끼지 않았다. 오히려 '앞으로 일과 인간관계로부터 벗어난다'라는 안도감마저 들었다. CT촬영 진단 후 암 선고를 받았고, 당일 바로 입원했다. 그날 밤 가장 숙면을 취했던 것 같다.

엘리자베스 퀴블러 로스가 말하는 '죽음을 받아들이는 5단계'를 들은 적이 있다. 그러니까 말기환자는 '부정-분노-협상-우울-수용'의 단계를 거친다는 것이다. 물론 모든 사람들이 이 과정을 전부 거치는 것은 아니다. 어느 단계에 머물러 있거나 몇 단계를 뛰어넘는 경우도 있다. 나 역시 엘리자베스 퀴블러 로스의 고찰을 충분히 공감하고 지지한다.

그러나 나는 이 다섯 단계를 거의 거치지 않았다. 그 이유는 무엇일까? 가장 큰 이유는 병을 받아들일 수 있었기 때문이다. 바꿔 말하면 사람들은 모르기 때문에 불안해 하는 것이다. 그런데 나는 이미 암에 걸렸고, 여기저기 전이가 되었기 때문에 암의 재발이나 전이에 대해 전혀 불안해하지 않았다.

죽음에 대해서는 어떨까? 인간은 치사율 100퍼센트의 존재다. 그렇기 때문에 죽음은 부당한 일도, 불행한 일도 아니다. 이는 명백한 이치다. 나는 이치를 따지기 좋아하는 사람이다. 그래서 어렵지 않게 내가 처한 상황을 있는 그대로 받아들일 수 있었다.

행복한 죽음과 만년의 긍지

　죽음 자체는 분명 부당하거나 불행한 것이 아니다. 하지만 '부당한 죽음'이나 '불행한 죽음'이 존재한다는 것은 냉엄한 현실이다. 2011년 3월 일본의 도호쿠 지방을 덮친 동일본대지진과 그 엄청난 쓰나미는 헤아릴 수 없을 만큼의 부당한 죽음과 불행한 죽음을 초래했다. 이에 비하면 내가 직면한 죽음은 '행복한 죽음'이다.

　이렇게 생각한 뒤 거의 한 달 동안 우울 상태에 빠졌다. 부당하고 불행한 죽음, 즉 '받아들일 수 없는 죽음'의 부조리에 대한 그 어떤 해답도 얻을 수 없었기 때문이다. 이 우울 상태에서 벗어나기 위해 나는 내게 주어진 '만년'을 어떻게 보낼지에 대한 답을 찾기로 했다.

　한편 이전부터 이미 내가 곧 죽을 것이라고 생각했던 친구들이 나를 부추겼다. 내가 오랫동안 연구해 온 개호론을 글로 남기라면서 말이다. 나도 그래야겠다는 생각에 병실에 모바일PC를 가지고 와 그간 써 놨던 원고를 정리했다. 퇴원 후 한 달 만에 새로 집필한 내용까지 포함해 전체 원고를 마무리했고, 2011년 새해 연휴가 끝나자마자 교정에 들어갔다. 그 덕에 2월 하순에 드디어 《개호보험론》이 출판됐다. 생전에 장례식을 치르는 셈치고 출판기념회도 열었다.

　그 직후 동일본대지진이 발생했다. 책 한 권만 남기고 내 만년을 끝낼 수는 없다는 생각이 들었다. 나의 소원은 일본의 '개호보험'을 세계에서 가장 훌륭한 제도로 키우는 것이었다. 그 역할의 일부라도 담당하기 위해 정부 심의회의 의원직도 수락했다. 나는 동일본대지진 이

후 그 어떤 비판과 비난에도 굴하지 않고 정론을 세웠고, 불합리한 주장은 가차 없이 비판했다. 덕분에 인터넷에는 나를 매도하는 글이 넘쳐났다. 그러나 그런 것쯤은 나에게는 스쳐 지나가는 바람과 같았다.

암 수술을 받을 때까지는 '죽음은 조용히 다가오는 것'이라고 막연하게 생각했다. 그러나 지금은 우리가 '죽음을 향해 걸어가고 있다'라는 느낌이 든다. 죽음에 다다를 때까지는 얼마간의 시간이 있다. 그 시간 내에 해야 할 일은 자신이 가장 잘 알 것이다. 비록 완성하지 못할지라도 해야 할 일을 하는 것이 '만년의 긍지'일 것이다.

좋은 큐어와 좋은 케어

내가 '만년의 긍지'를 세울 수 있게 도와 준 것은 바로 성 루카 국제병원의 의료진들이었다. 그곳의 '좋은 큐어'와 '좋은 케어'가 없었다면 암 선고 후 시작된 내 사고와 행동양식의 변화는 없었을 것이다.

나에게 좋았던 대표적인 큐어는 실력 있는 집도의가 내 수술에 성공했다는 점과, 훌륭한 종양내과의가 나의 항암치료를 관리해 준 것이다. '좋은 케어'는 '받아들일 수 있는 설명과 처우'였다. 궁금한 일투성이일 때나 심한 고통을 겪을 때 사람은 냉정한 판단을 하기 어렵다. 그러나 성 루카 병원에서는 모든 것을 받아들일 수 있었다. 간호사의 반응은 신속했고 궁금한 점에 대한 답변 또한 명쾌했다.

의료계는 결국 '패터널리즘(paternalism)[29]의 세계'일 수밖에 없다. 그렇다고 해서 환자에게 위압적인 요양생활을 강요해서는 안 된다. 환자는 의료진을 신뢰하고, 의료진은 전문직으로서의 권위가 있어야 할 것이다. 나는 성 루카 병원에서 이를 실감했다.

특히 강조하고 싶은 것은 통증 제어가 완벽했다는 점이다. 덕분에 고통으로 인해 생각을 할 수 없는 상태나 혼수상태에 빠지는 일 없이 지낼 수 있었다. 나는 동통에 매우 취약한 편이다. 그래서 지금 남아 있는 유일한 불안과 공포의 대상은 동통이다. 죽음이 동통을 해결해 준다는 점을 포함해 그 완화와 해소가 머지않아 내가 의료에 요구하는 것이 될 것이다.

본인의 의사를 존중한 생활의 선택

경애하는 가마타 게이코 선생은 QOL에는 두 가지 뜻이 있다고 말한다. 하나는 'quality of life(삶의 질)'이고, 또 하나는 'quantity of life(생명의 양), 즉 수명'이다.

지금까지의 의료는 후자를 중시해 왔다. 하지만 여기에 너무 집착한 나머지 그동안 죽음을 받아들이는 방식이 희생되지는 않았을까? 앞으로는 'quality of life'를 지향해야 한다. 그리고 이는 'quality of

---

29 아버지와 자식의 관계에서 볼 수 있는 것처럼 지배와 보호의 특질을 가진 관계 – 옮긴이

death(죽음의 질)'와 하나가 되어야 한다. 'quality of life'란 본인의 의사가 존중받는 것이다. 이에 따라 각자 원하는 생활을 선택하는 것이다. 생과 사의 질을 선택하는 것은 같은 의미다. 가마타 선생은 이 것을 지적하고 있는 것이다.

나는 가마타 선생의 생각에 전적으로 공감한다. 내가 몸 바친 개호 보험도 이런 사상에 입각한 제도다. 납득할 수 있는 인생을 살고, 납득할 수 있는 죽음을 맞이한다. 이것이 바로 내가 바라는 삶이다.

좋은 케어란 무엇인가

케어란 무엇일까? 성 루카 국제병원에 4주 동안 입원했을 때도 마찬가지였다. 통원치료를 받는 지금도 분명히 좋은 케어를 받고 있지만 사례를 들어 구체적으로 설명하라고 하면 당황스럽다. 구체적인 사례를 들어 '이것이 바로 좋은 케어다'라고 말하면 왠지 과장스럽지 않을까 걱정스러워서다.

케어의 '대등하지 못한 관계'에 관해

'상냥함'과 '위로'는 사람을 기분 좋게 만든다. 그러나 케어에 이것만 있다면 '케어를 하는 사람'이 '케어를 받는 사람'에게 일방적으로 주기만 하는 일방통행이 되고 만다. 인간관계에는 대등성이 있어야 하는데, 그런 점에서 케어는 솔직히 석연치 않다. 예를 들어 간호나 개호의 세계에서는 종종 '심리케어'나 '돌봄'이라는 말이 쓰인다. 이런 말을 들으면 나는 입을 다문다.

원폭 피해자이기도 한 작가 다케니시 히로코는 이렇게 말한다. "타인을 배려하지 못하는 마음은 무정하지만, 자신과는 다른 마음을 무조건 따라야 하는 것의 어려움은 그다지 고려하지 않고, 가능과 우월의 전제를 안이하게 느끼게 하는 '심리케어'에는 나도 모르게 거부감이 든다."

'케어를 해 주는 자'와 '케어를 받는 자'의 관계는 '대등하지 못한 관계'가 되기 쉽다. 이런 사실을 모르고 '심리케어'니 '돌봄'이니 하는 말을 쓰는 것은 매우 위험하다. 사람의 혼을 다루는 것은 그리 쉬운 일이 아닐 뿐더러, 그런 말은 케어와 관련된 사람들의 대등하지 못한 관계를 가려 버리는 우를 범할 수 있기 때문이다.

'케어가 안고 있는 대등하지 못한 인간관계를 어떻게 해소할 것인가?'라는 문제는 개호보험에 종사하는 이들이라면 피할 수 없는 숙제다. 해답은 하나밖에 없다. '케어하는 사람'도 케어를 받는 상대로부터 '케어받고 있다'라는 것을 인식하고, 그 관계를 소중히 여기는 것이다.

일방적으로 케어를 하기만 하는 사람은 자신도 모르는 사이에 방만함이 묻어 나오게 돼 있다. 또 케어를 받기만 하는 사람은 인간으로서의 긍지를 잃게 된다. 이는 진정한 케어가 아니다. 내가 원하는 케어는 그런 것이 아니다. 대등한 관계가 전제돼야 비로소 진정한 케어가 가능해진다.

병원 케어의 힘

얼마 전 항암제 부작용 중 하나인 간질성 폐렴 때문에 호흡기내과에서 진찰을 받았다. 다행히 큰 문제는 아니었지만 진찰실에서 의사와 이런저런 대화를 나눴다.

병원에서 1년 정도 살 수 있다고 해서 그리 떠들고 다녔는데 아직 건강하지 않은가! 다른 사람들이 '이야기가 다르지 않냐?'라고 생각할 수 있겠구나 싶었다. 그래서 "성 루카 병원이 나를 사기꾼으로 만들고 있습니다"라고 담당의사에게 농담을 던졌다. 그랬더니 의사는 "아니죠. 그만큼 이케다 씨의 생명력이 강한 겁니다"라고 가볍게 받아쳤다. 이번에는 "그런데 손발 저림 같은 부작용은 꽤 심합니다"라고 푸념을 늘어놨더니, 이번에는 "아, 손발 저림은 저희 성 루카 병원이 만든 겁니다"라고 받아쳤다.

나는 이런 위트 있는 대화를 정말 좋아한다. 의사와 환자의 쌍방향성이 확실히 보이기 때문이다. 환자를 단순히 병든 사람이 아니라 하나의 인격체로 보는 것이다. 거기에 케어가 존재한다. 절대 '환자분'이라 부르지 않는다. 평범한 일상에서처럼 '이케다 씨'라고 이름을 부르면 된다. 나는 이런 병원을 신뢰한다.

여기서 중요한 것은 병원이다. 병원이라는 공간과 조직이 갖는 케어의 힘이 틀림없이 존재한다. 물론 이것은 의료진 한 사람 한 사람이 모여 만들어지는 것이다. 하지만 각자가 지닌 케어의 힘이 모이면 시너지 효과를 발휘한다.

그 효과는 '밝은 공간', '맑은 공기', '시간의 흐름'으로 나타난다. 무

기력한 약자인 환자들이 모인다고 해서 어두운 상황이 만들어진다면 그 공간에 케어의 힘은 없다. 불안과 회의감으로 혼탁해진 공기에도 케어의 힘은 없다. 환자들의 움직임에 맞지 않는 템포는 초조함을 심화시킬 뿐이다.

내가 다니는 곳은 외래 암치료센터고, 그곳에 모이는 사람들은 모두 암환자들이다. 분명 분위기가 어두울 것이라고 생각했지만 정반대였다. 안도할 수 있는 밝은 분위기였다. 공기도 탁하지 않았다. 오히려 산뜻했다. 나는 손발 저림 때문에 움직임이 자연스럽지 않았다. 하지만 그것 때문에 불편한 점은 없었다. 오래 기다려야 하는 것은 싫었지만, 그때마다 그 이유와 얼마나 기다려야 하는지 설명해 주니 기다리면서 자유롭게 움직일 수 있다. 간호사들은 많이 바쁘다. 그렇지만 그 움직임은 허둥대지 않고 활기에 차 있다.

이런 분위기는 간호사들의 자질 때문이기도 하겠지만, 조직의 윤리관에서 오는 것이 아닐까? 그런 의미에서 병원이라는 공간이 갖는 케어의 힘은 무시할 수 없다. 환경이 만들어져야 비로소 간호사들의 케어의 힘도 충분히 발휘된다.

'쿠라의 신화'와 간호사

고대 로마의 '쿠라의 신화'를 아는가? 철학자 마르틴 하이데거가 저서 《존재와 시간》에서 언급해 재조명을 받은 신화다.

어느 날 여신 쿠라가 강변에서 진흙을 발견하고는 인간을 빚었다. 쿠라는 마침 그곳을 지나던 제우스에게 그 형상에 혼을 불어넣어 달라고 부탁했다. 제우스가 소원을 들어줘 인간이 탄생했다는 줄거리다. 그런데 그 두 신들 사이에 다툼이 벌어졌다. 쿠라는 자기가 만든 것이니 인간에게 자신의 이름을 붙이겠다고 하고, 제우스는 혼을 불어넣은 것은 자기니 자신의 이름을 붙이겠다며 양보하지 않았다. 이때 대지의 신 텔루스가 나타나 자신의 몸인 흙으로 만들었으니 자신의 이름을 붙여야 한다고 주장했다.

두 신은 결국 공정하다고 알려진 사투르누스에게 심판해 달라고 한다. 사투르누스는 쿠라가 만들었으니 살아 있는 동안은 쿠라의 것이고, 죽고 나면 영혼은 제우스의 것이며, 육체는 텔루스의 것이라고 판결했다. 그리고 인간은 흙(후무스humus)으로 만들었으니 호모(homo)라 부르라 했다.

쿠라는 라틴어다. 첫 번째로는 '근심, 걱정, 마음의 짐'이라는 뜻을, 두 번째로는 '타인에게 행복을 주는 것, 헌신, 배려'라는 뜻을 지니고 있다. 영어 케어의 어원이기도 하다. 이탈리아에서는 지금도 '돌봄'을 쿠라라고 한다.

인간은 살아 있는 동안 쿠라의 지배를 받는다. 태어나면 부모의 케어를 받고, 유년기부터는 케어를 받고 있다는 사실을 깨닫게 되면서 타인에 대한 배려를 배운다. 성인이 되면 경쟁사회에서 살아가지만, 누구나 마음의 짐과 배려를 가슴속에 품고 있다. 노년기는 누군가에게 케어를 받을 시기지만, 자신도 의식을 하든 못하든 누군가를 케어하고 있다.

나에게는 쿠라가 간호사와 겹쳐 보인다. 인간은 케어로부터 벗어날 수 없다. 케어는 주는 것이 아니라 인간관계 그 자체다. 간호사와 환자도 관계 속에서 비로소 이해될 때 좋은 케어가 실현된다.

하이데거는 쿠라를 독일어 조르게(sorge)로 인식했다. 조르게의 첫 의미는 '걱정, 근심, 염려', 두 번째 의미는 '보살핌, 배려, 관심', 세 번째 의미는 '불안'이다. 즉 쿠라, 케어, 조르게는 거의 같은 뜻이다. 하이데거는 인간 존재의 근원에 조르게가 있고, 인간은 그 근원으로부터 '석방되지 못하고' 오히려 '구속된다'고도 말한다. 그래서 인간은 죽을 때까지 케어에서 해방되지 못하는 것이다.

케어에서 해방될 것 같은 예감

나는 퇴원 후 이상한 체험을 했다. 시간의 흐름이 점차 느려지고 있었던 것이다. 시간이 남아돌아 주체를 못한다는 의미가 아니다. 당시 나는 《개호보험론》을 끝내느라 오히려 시간이 부족했다. 그런데도 시간은 여유롭게 흘렀다.

나이가 들수록 시간이 점점 더 빠르게 흐른다는 말을 많이들 하는데, 나도 마찬가지였다. 그 이유는 오래 살면 살수록 그 인생에서 한 해가 차지하는 비율이 낮아지기 때문인지도 모르겠다. 생각해 보면 어릴 때 하루는 정말 길게 느껴졌다.

그런 어릴 적 느낌이 다시 찾아왔다. 이대로 시간이 천천히 가다 어느 순간 멈추면 '그것이 바로 죽음이겠구나'라고 생각했다. 그리고 인간은 죽기 직전에 쿠라, 즉 케어에서 해방되는 것이라고 깨달았다. 그리고 보니 쿠라의 신화에 등장하는 사투르누스는 그리스 신화에서는 크로노스 즉, 시간의 신이다.

터미널은 모든 케어에서 빠져나와 진정한 자신으로 돌아가는 중요한 순간이다. 케어를 받지도 하지도 않는 세계로 가서 세계와 자신이 하나가 된다. 그리고 완전히 융합된 순간 '나'는 소멸한다.

그런데도 간호사들은 그 자리를 지켜야 한다. 아마도 터미널케어(임종케어)는 그때까지의 케어와는 전혀 다를 것이다. 그게 어떤 케어일지 나는 모른다. 간호사도 죽음을 지켜보는 것의 의미를 설명하기가 어려울 것이다. 그러나 이 질문의 답을 끊임없이 찾아가는 노력은 필요하지 않을까? 경험이 많은 간호사들은 암묵적으로 이것을 느끼고 있을 게 분명하다.

내 꿈은 케어에서 빠져나와 임사체험[30]을 하는 것이다. 눈부시게 빛나는 꽃밭에서 아버지와 어머니가 나를 맞아 주시는 더할 나위 없이 행복한 순간 나는 사라진다. 그리고 그 순간은 영원이 된다. 성 루카 병원 간호사들은 이 꿈을 이해할 수 있을까?

---

30 죽음에 임박한 사람이 죽지 않고 되살아난 체험 - 옮긴이

이 에피소드에서 배울 점

스스로 통증에 약하고 이치 따지는 것을 좋아한다고 밝힌 이케다 쇼조 씨의 경험은, 지적인 직업을 가진 환자들이 좀처럼 털어놓지 않는 속내를 상상하는 실마리가 될 듯하다.

병원이라는 공간과 조직이 만들어 내는 케어의 힘을 이케다 씨는 다음과 같은 경우에 느끼고 있다.

- 병원 분위기가 안도할 수 있을 만큼 밝으며, 공기는 탁하지 않고 아주 맑다.
- 병원에서 오래 기다려도 그 이유와 대기 시간에 관한 설명을 듣고 자유롭게 시간을 보낼 수 있다.
- 의료 스태프들이 허둥대지 않고 활기차게 움직인다.
- 환자와 의료인이 농담을 주고받을 수 있는 쌍방향성의 신뢰 관계가 이루어진다.
- 환자를 병든 사람이 아니라 하나의 인격체로 보고 '환자분'이 아니라 '○○ 씨'라고 평범한 일상에서처럼 이름을 불러준다.

'케어를 해 주는 의료인'과 '케어를 받는 환자'의 관계가 '대등하지 못한 관계'에 빠지기 쉽다는 것은 날카로운 경고다. 케어에서 '상냥함'과 '위로'는 기분 좋은 것이다. 하지만 '케어하는 사람'이 '케어받는 사람'에게 일방적으로 주기만 하는 일방통행이 돼 사람 사이의 대등성이 깨질 위험이 항상 존재한다. '케어를 하기만 하는 사람'은 방만함이 묻어 나오기 쉽고, '케어를 받기만 하는 사람'은 인간의 긍지를 잃기 쉽다. 이 위험을 초래하지 않는 길은 '케어하는 사람'도 '케어받는 사람'에게서 '케어를 받고 있다'라는 사실을 깨닫고 이 관계를 소중히 하는 것이다. 이 글은 '진정한 케어는 사람과 사람이 대등한 관계가 됐을 때 실현된다'라는 점에 눈뜨게 해 준다.

이케다 쇼조 씨는 이 원고를 건넨 후 6개월 정도 뒤 이 글에 언급된 성 루카 국제병원 완화케어병동에서 별세했다. 자신의 마지막 날들을 예감하고 쓴 듯 보인다. 진심으로 명복을 빈다.

제3장

혼란 속에서
선택하는 임종케어

위루술 선택의 기로에 서다

아보 준코

나가노 현립간호대 학장이다.
정신과에서의 간호와 인지증 케어 연구 및
교육에 종사하고 있으며,
할머니와 어머니 등 가족을 돌보거나
시중을 든 기간도 길다.
철학과 문화인류학 등에 관심이 있으며
신체론과 중정도 인지증 케어에 도전 중이다.
어린 손주와 눈높이를 맞춰 노는 것이
즐거움이라고 한다.
저서로 《인지증을 앓는 사람들이 창조하는 세계》
등 다수가 있다.

나는 아버지와 시어머니를 간병하면서 위루술과 인공호흡기 같은 연명의료를 선택할 수밖에 없었다. 그때마다 가족들과 상의하면서 해답을 찾았다.

아버지는 다리가 불편한 상태에서 산책을 나갔다가 넘어져 뇌좌상[31]을 입었다. 기적적으로 생명은 건졌지만, 전두엽에 손상을 입어 가족들의 얼굴을 알아보지 못했다. 우리 형제들은 담당의사로부터 "위급한 상황이 왔을 때 인공호흡기를 달지 미리 생각해 두십시오"라

---

31 외부의 힘으로 뇌에 출혈 또는 손상이 일어난 것 – 옮긴이

는, 연명의료 여부를 미리 결정해 두라는 말을 들었다. 그리고 시간이 좀 더 지나자 아버지는 음식을 잘 삼키지 못했다. 그러자 이번에는 병원에서 위루술 여부를 결정하라고 했다.

시어머니는 심장 페이스메이커[32]를 생명줄 삼아 26년을 살았다. 어느 날 뇌로 혈전이 들어가 뇌경색을 일으켰다. 와파린[33]을 복용하는 상태에서 뇌경색을 일으켰다. 이어 뇌출혈까지 일으켜 손 쓸 도리가 없었다. 이번에도 아버지 때와 마찬가지로 전문병원에서는 "위루술을 시행하는 수밖에 없습니다"라는 말을 들었다.

아버지의 경우는 '선택권'을 준 것이었고, 시어머니의 경우는 다른 선택지가 없는 '통보'였다. 두 상황은 위루술 선택을 고민해야 하는 가족에게 상당히 다른 의미로 다가왔다. 물론 이는 의료진들 입장에서도 마찬가지였을 것이다.

연명의료에 거부감을 보인 아버지

아버지의 인공호흡기 사용 여부를 두고 우리 형제들은 의견이 갈리지 않았다. 어머니가 일찍 돌아가셨으므로 우리는 '인공호흡기는 사용하지 않는다'라는 쪽으로 결론을 내렸다.

그 이유는 아버지의 평소 삶의 방식을 두고 형제들 사이에 공통적

---

32 심장이 느리게 뛰는 서맥환자의 심장에 규칙적인 전기 자극을 주는 심박동기 – 옮긴이
33 혈액 응고를 저지하는 약제 – 옮긴이

인 인식이 있었기 때문이다. 아울러 아버지와 직접 이야기를 나눈 것은 아니었지만 아버지의 말끝마다 묻어나는 '연명의료에 대한 거부감'을 형제들 모두 느꼈기 때문이다.

그러나 위루술은 달랐다. 아버지는 코로 영양을 공급하는 튜브를 삽입하자 바로 빼 버렸다. 나도 코로 튜브를 삽입한 경험이 있어 그 고통을 익히 잘 알고 있었다. 삽입할 때만 참으면 되지만, 그 이후의 이질감은 계속된다. 그래서 코에 삽입한 튜브를 빼고 싶어 하는 아버지의 심정은 알고도 남았다. 계속 통증을 참는 것보다 위루술을 시행하는 것이 편한 상황이었다.

그러나 우리 형제들은 '위루술도 아버지가 원치 않는 연명의료인 인공호흡기를 다는 것과 같다'라는 결론을 내리고 시행하지 않기로 했다. 일단 당분간은 우리 중 한 명이 항상 아버지의 곁을 지켜 튜브를 빼지 못하게 했다. 그러나 아버지는 잠시만 눈을 돌려도 튜브를 빼 버리셨다.

이런 일이 반복되니 의료진으로부터 어떻게 하겠냐는 말을 듣고 결국 위루술을 시행했다. 아버지를 고통에서 벗어나게 해 주고 싶다는 생각이 앞섰기 때문이다.

아버지는 폐렴이 점점 더 심해져 계속 가래를 빼내는 석션(흡인)을 받아야 했다. 석션을 받고 나면 쌕쌕거림이 호전돼 호흡이 조금은 가벼워진 것 같아 마음이 다소 놓였다. 하지만 석션을 받을 때 아버지의 얼굴이 빨개지고 눈에서 눈물이 주르륵 흐르는 것을 지켜보는 일은 정말이지 고통스러웠다.

무조건 살고 싶다는 시어머니

그러나 시어머니의 경우는 사정이 전혀 달랐다. 시어머니는 '조금 고통스럽더라도 더 살고 싶다'라고 생각하는 분이었다. 젊을 때부터 심장에 지병이 있어 발작을 일으키면 꼭 일주일 이상은 가만히 안정을 취하곤 했다. 그동안 식사는 반드시 죽을 먹었고, 목욕은 절대 금물이다. 시어머니는 통증에 강했고, 속이 좋지 않아도 잘 견디는 분이었다. 반신불수가 되든 드러누워 거동이 불편해지든 상관없이 무조건 더 살고 싶어 했다. TV만 보며 살아도 좋고, 밥만 겨우 먹을 수 있기만 해도 좋고, 아무것도 하지 못하고 손주 얼굴만 보고 살아도 좋다는, 살려는 의지가 큰 분이었다. 나와 남편은 시어머니에 대해 이렇게 이해하고 있었다. 그래서 어떻게든 시어머니가 돌아가시는 것만은 막기 위해 적극적으로 나섰다.

그래서 병원에서도 '위루술 밖에는 방법이 없다'라고 통보했을 것이라는 생각이 들었다. 물론 위루술에 대한 사전동의 절차는 있다. 하지만 '생명을 유지하기 위해서는 이 방법 외에는 없다'라는 통보형식이었다. 그러나 시어머니는 '어떻게든 더 살고 싶다'라는 본인 의사가 확고한 분이었다. 그러므로 (우리 부부의 착각이었을지도 모르지만) 이런 방법이 있다는 것 자체가 시어머니에게는 다행이었다.

위루술을 시행할 적에 시어머니가 우리를 알아봤는지, TV를 이해하며 봤는지 모른다. 그래도 그렇게 요양시설에서 1년 반 이상을 살다 세상을 떴다. 한번은 '평소 좋아하시는 감을 드시게 하고 싶다'라는 생각에 갖고 간 적도 있다. 하지만 뜻을 이루지 못했다. 그래도 감을 혀로 살짝 핥았을 때 시어머니의 묘한 표정이 종종 떠오른다.

옳다 그르다의 문제가 아니다

연명치료를 받지 않는다고 해서 환자가 편히 죽을 수 있는 것은 아니다. 아버지의 마지막을 지키면서 우리 형제들은 '입원을 해도 연명치료를 받지 않으면 자연사하는 것이며, 자연사한다는 것은 편히 가시는 것'이라고 생각했던 것 같다. 아버지가 의식이 있을 때 "인공호흡기, 위루술, 석션은 어떻게 하시겠습니까?"라고 의료진이 물었더라도 우리 형제들은 같은 생각을 했을 것이다. 그렇지만 아버지는 어쩌면 "자연을 거슬러 살고 싶지는 않다. 그러니 연명치료는 받지 않겠다. 그렇지만 이렇게 고통스럽다면 편하게 해 달라"라고 말하셨을지도 모른다.

튜브도 삽입하지 않고 위루술도 시행하지 않은 채 링거만 놓는 선택지도 있었다. 큰 고통 없이 자연스럽게 가실 수 있다면 그것도 좋았다. 그러나 현대의료에서는 입원을 하면 목숨을 유지하기 위한 처리를 통해 어떻게든 개입하기 마련이다. 그리고 개입한 이상 자연스러운 상태를 기대할 수 없다. 아버지의 폐렴도 마찬가지였다. 그러므로 석션의 고통은 마지막까지 견뎌야 했다.

현대의료가 만들어 낸 것 중 하나가 위루술이다. 그리고 위루술은 환자가 놓인 상태에 따라 독이 되기도 하고 약이 되기도 한다.

기술이 발전하면서 많은 의료기술이 생겨나고 있다. 그러한 기술은 '인간이라는 생물 본연의 모습이나 존엄'에 비춰 보는 윤리적 고찰 없이 독불장군처럼 혼자만의 길을 걸어 왔다. 그래서 의료기술에 대한 마지막 선택은 환자 본인과 가족들에게 일임된다. 하물며 신자유주의 시대에 '자기책임'은 금과옥조와 같은 말이다. 인간의 생사 문제도 예외는 아니다. 이 시대가 갖고 있는 자원, 즉 의료기술이 환자, 가족, 사회라는 시대 상황과의 함수로 사용된다. 위루술은 옳다 그르다의 문제가 아니다. 의료인의 입장에서 어떻게 할지의 문제다.

이 에피소드에서 배울 점

간병을 하다 보면 연명치료를 할지 판단을 내리라는 요구를 받는다. 환자 본인의 의사를 확인할 수 없는 상황에서 판단을 내려야 하는 쉽지 않은 상황은 앞으로 점점 더 늘어날 것이다.

아보 준코 씨 가족은 환자가 건강했을 때 했던 말과 사고방식을 토대로 고민했고, 병세가 악화되는 상황을 지켜보면서 가족들이 대화를 통해 판단했다.

아버지의 경우는 본인이 '연명치료에 대한 거부감'을 갖고 있었다고 판단했다. 그래서 인공호흡기를 달지 않겠다는 결단을 내리는 데는 갈등이 없었다. 음식 섭취가 어려워지자 이질감이 큰 비강영양, 즉 코를 통해 튜브를 넣어 영양을 공급하는 방법을 택할지, 아니면 위루술을 시행할지 선택해야 했다. 처음에는 본인의 의향에 맞는다고 생각한 비강영양을 선택했다. 하지만 통증 때문에 힘들어 하는 모습을 보면서 고통이 적은 위루술로 변경했다. 그리고 상태가 더 악화돼 폐렴이 중증화됐을 때는 석션을 자주 받아야 했다. 그때마다 고통스러워하는 모습을 옆에서 힘들게 지켜볼 수밖에 없었다.

한편 시어머니의 경우는 본인이 '어떻게든 무조건 더 살고 싶다'라는 인생관을 갖고 있었기 때문에 갈등 없이 위루술을 선택했다.

임종이 가까워진 상태에서 연명치료를 어떻게 할지는 원래 본인이 결정해야 하는 문제다. 그렇기 때문에 대화가 가능할 때 환자가 어떤 것을 원하는지 확인해 두어야 한다. 그러나 미처 확인하지 못한 경우 가족들이 환자 본인의 사고방식을 토대로 추측하고 고민하면서 상황에 따라 판단해야 한다. 이때 '의사결정에 대한 의료인의 지원'이 필요할 것이다.

집에서 평온한 죽음을
맞고 싶지만 현실은······.

다카기 미호

프리랜서 간호사다.
도쿄 도내의 병원에서 병동과
방문간호과 근무를 거쳐
미야기 현 내 병원에서 의료연계실과
방문간호 설립을 담당하고 있다.
내과계 병동계장으로 근무하다
결혼과 함께 퇴직해 도쿄에 정착했다.
시부모님을 집에서 돌봤다.

한 장의 진료비 명세서

어느 날 진료비 명세서 한 장을 받아 들었다. 명세서에는 '재택터미널케어 가산 2000점', '심장마사지 8분(휴일 가산) 450점', '인공호흡 8분(휴일 가산) 436점', '재진료(휴일 가산) 259점', '사망진단서 5250엔', '기타 본인부담금 1만 3500엔'이라고 적혀 있었다.

일요일 새벽 4시, 시아버지가 집에서 요양 중에 갑자기 위독해졌다. 심폐 정지 상태에서 구급차로 병원으로 옮긴 시아버지에게 병원이 어떤 '처치'를 했는지 이 진료비 명세서로 처음 알았다.

폐암 4기 선고를 받은 시아버지

함께 살던 여든여섯 살의 시아버지는 2년 전 '림프절 전이, 폐내 전이가 있는 폐암 4기' 판정을 받았다. 담당의사는 시아버지에게 '폐암'이라는 말만 전했다. 다행히 통증이나 호흡곤란과 같은 고통 증상은 없었다. 고령이다 보니 적극적인 치료는 하지 않고 고통 증상에 대한 완화의료만 하기로 했다.

시아버지는 병원에서 암에 걸렸다는 선고를 받은 이후에도 평소와 똑같이 생활했다. 병에 대해 걱정하거나 가족에게 바라는 것을 전하는 일도 없었다. 여전히 좋아하는 담배를 즐기고, 근처 신사나 부동산으로 마실을 가는 등 담담하고 조용히 시간을 보냈다. 나 역시 시아버지의 성격상 혹시라도 불안해 할까 싶어 병을 입에 올리거나 하지는 않았다.

허나, 시아버지는 그로부터 6개월 후 외출을 나갔다 넘어졌다. 그 뒤부터 병세가 악화됐다. 통증과 호흡곤란 증상이 나타났고, ADL(Activities of Daily Living, 일상생활 활동) 저하가 나타났기 때문에 급성기병원에 입원했다. 통증제어와 재활이 순조롭게 진행돼 한 달 만에 퇴원 이야기가 나왔다. 그러나 당시 우리 집은 재건축 중이라 임시거처인 아파트에서 생활했기에 돌봄이 필요했던 시아버지를 모실 형편이 아니었다.

소생 처치는 하지 않겠다는 약속

시아버지는 가족들과 상의해 병원을 몇 군데 더 알아보다 집에서 가까운 요양병상이 있는 A병원으로 옮겼다. A병원의 담당의사와 수간호사는 입원할 때 의례적으로 하는 가족면담 자리에서 입원 중 병세가 급속도로 악화됐을 때 어떻게 처치할 것인지 확인했다. 우리는 '암으로 인한 고통 증상이 나타났을 때는 고통을 덜어 주는 처치를 최우선적으로 해 줄 것'과 '심부전이나 감염증이 발생해 증상을 개선·치유해야 할 때는 적절한 치료를 실시해 줄 것'을 당부했다. 그리고 나이나 암 단계를 고려해 '기본적으로는 고통이 따르는 적극적인 소생 처치는 하지 않겠다'라는 DNR(Do not Resuscitate Order)[34] 확인을 받았다. 담당의사는 병세가 급속도로 악화됐을 경우 취할 처치를 서면으로 작성했다.

A병원으로 옮긴 지 두 달 정도 지나 집 공사가 끝났다. 마지막까지 새집에서 모시고 싶어 시아버지를 집으로 모셔 와 재택요양을 시작했다. 산소흡입을 하고 휠체어를 탄 모습으로 새집에 온 시아버지는 매우 흡족한 모습이었다. 방을 둘러보다 이전에 하루도 빠짐없이 기도를 올리던 신단을 보고는 감개무량하셨는지 고개를 떨어뜨렸다.

시아버지의 재택요양을 위해 A병원에서 일주일에 두 번 방문간호를, 일주일에 한 번 담당의사의 방문진료를 받았다. 우리는 입원했을

---

34 말기나 뇌사 상태에 빠진 환자에게 심폐 기능이 정지해도 소생술을 시행하지 않는 것(간호학 사전 제2판)

때부터 시아버지를 돌봐준 담당의사가 시아버지의 병세도 잘 알고 가족들의 의사도 잘 이해하고 있다고 봤다. 그래서 커뮤니케이션이 잘되고 있다고 생각했다.

임종을 앞두고 담당의사의 말

재택요양을 시작한 지 3주가 지났을 무렵 시아버지의 병세가 급격히 악화됐다. 얼굴과 팔이 부어올랐고 혈담[35]과 천명(喘鳴)[36]도 있어 경면[37]을 자주 일으켰다.

그 주 토요일에 방문진료를 온 담당의사는 시아버지를 진찰하더니 "우측 폐에 공기가 거의 없습니다. 흉수가 차서 심장을 압박하고 있는 것 같습니다. 갑자기 위독해지실 수도 있습니다"라고 했다.

다음 날이 일요일이었기 때문에 나는 응급상황 시 연락처와 대처방법을 의사에게 물어 확인했다. 이전부터 왕진을 오면 "저는 구급의료를 오래 해 왔습니다. 제가 맡은 환자분이 집에서 돌아가시는 일은 없을 겁니다"라고 말하던 담당의사는, "응급상황이 생기면 구급차를 불러 병원으로 모시고 오세요"라고 말했다.

---

35 가래에 피가 섞여 나오는 증상 – 옮긴이
36 숨을 쉴 때 좁아진 기관지를 따라 공기가 통과할 때 들리는 특징적인 호흡음 – 옮긴이
37 꾸벅꾸벅하는 상태에서 상당히 강한 자극을 주면 정신을 차렸다가, 방치하면 다시 본래 상태로 돌아가는 증상 – 옮긴이

임종은 집에서 맞게 해드리고 싶다는 우리 가족의 희망을 잘 알고 있을 텐데 왜 그렇게 하라는지 이해할 수 없었다. 하지만 의사와 방문간호스테이션이 야간휴일에는 업무를 보지 않기 때문에 '이 방법밖에 없는가 보다' 하고 의사의 말을 잠자코 들었다.

남편과 시아주버니에게 진찰 결과 오늘이나 내일 중에 갑자기 위독해지면 집에서 임종을 맞게 하는 것은 무리라는 말을 전했다. 남편은 "고통만 없게 해 준다면 병원에서 임종하셔도 할 수 없지"라고 했고 시아주버니도 동의했다.

결국 병원에 전화하다

주말은 버텨 주길 바랐지만, 결국 일요일 새벽 4시에 시아버지의 상태가 갑자기 위독해졌다. 곁을 지키던 시아주버니가 시아버지의 상태가 이상하다는 것을 먼저 알았다. 그리고 내가 시아버지 방으로 갔을 때는 이미 심폐 정지 상태로 몸의 일부가 싸늘해지고 있었다.

시아버지를 지켜보면서 나는 날이 밝을 때쯤 병원에 연락할지, 아니면 담당의사 말대로 구급차를 부를지, 부른다면 A병원으로 모실지를 놓고 망설이고 있었다. 남편과 상의해 일단 A병원에 전화하기로 했다. 병원에서는 바로 구급차로 병원으로 오라고 했다. 구급차를 부르기 위해 119에 전화를 걸면서 '아버님, 마지막을 병원에서 모시게 됐네요'라고 생각하며 저린 마음을 애써 감췄다.

구급차가 도착하자 구급대원 대여섯 명이 다양한 기구로 시아버지의 상태를 확인했다. 그러더니 이미 차가워진 시아버지에게 앰부마스크로 공기를 주입하고 AED(자동제세동기)를 이용해 심장마사지를 시작했다. 이런 일련의 소생술은 생명이 위독한 환자를 구급차로 병원으로 옮기기 전 치르는 의식처럼 느껴졌다.

나는 그 곁에서 다른 구급대원의 질문에 대답하고 상황을 설명하면서 전날 담당의사에게 지시받은 내용을 전달했다. 나는 시아버지의 상태를 곁눈질로 확인하면서 "저희 아버님께 아프거나 고통스러운 처치는 더 이상 하지 말아 주세요"라는 말을 꺼내지 못하고 있었다. 그때 구급대원이 "A병원에서 받아 줄 수 있는 상황이 아닐 경우 더 고도의 구명구급센터로 가시겠습니까?"라고 묻는 것이 아닌가. 아연실색한 나는 바로 "아니요, 그건 원치 않습니다"라고 답했다.

납득할 수 없는 일

시아버지를 태운 구급차가 집을 나선 지 얼마 후 현관 벨이 울렸다. 나가 보니 현관문 앞에는 왕진가방을 든 담당의사가 서 있었다. '이렇게 올 거면서 구급차를 왜 부르라고 한 거지?'라는 생각에 화가 치밀었지만 나는 "시아버님은 지금 구급차로 병원으로 가셨습니다"라고만 짧게 말했다.

나와 남편이 병원에 도착하자 시아버지는 처치실로 옮겨졌고, 구급차에 동승했던 시아주버니는 대기실에 있었다. 우리는 그 누구로부터도 아무런 설명을 듣지 못한 채 그저 한동안 대기실에서 기다리기만 했다. 잠시 후 가족들이 모인 것을 확인한 당직 간호사가 우리를 처치실로 안내했다. 담당의사는 거기서 시아버지의 사망선고를 했다. 새벽 5시였다. 나는 시아버지에게 할 수 있는 마지막 케어로 당직 간호사와 함께 사후 처리를 했다.

그로부터 몇 주가 지나 진료비 명세서를 보고서야 그날 시아버지가 처치실에서 어떤 처치를 받았는지 알 수 있었다. 시아버지가 입원 중일 때는 물론 집에 머무를 때도 시아버지의 병세, 가족의 생각, 응급 시 대처에 대해 기회가 있을 때마다 담당의사에게 이야기를 했다. 그런데도 병원으로 옮겼을 때 도대체 왜 우리에게 "구급대원들이 소생술을 실시했지만 더 이상은 어렵습니다. 소생술을 더 해 보시겠습니까?"라고 묻지 않았을까? 어째서 이미 심폐 정지 상태에 빠진 시아버지에게 처치실에서도 소생술을 계속 했을까? 무리하게 연명치료를 하지 않고 우리 집에서 평온하게 삶을 마감하실 수 있도록 "기본적으로는 고통이 따르는 적극적인 소생 처치는 받지 않겠다(DNR)"고 미리 말했는데……. 나는 이 상황을 도저히 납득할 수 없었다.

며칠 전이 시아버지가 세상을 떠난 지 1주기였다. 아직도 그날 119에 전화한 것에 대한 후회와 처치실에서 일어난 일들을 받아들이지 못하고 있다.

<h1 align="center">이 에피소드에서 배울 점</h1>

다카기 미호 씨의 경우는 소생 처치는 하지 않기로 환자와 가족들이 결정하고 병원에 그 의사를 분명히 전달한 경우다. 그런데도 막상 그 순간이 다가오니 의사의 지시로 구급차를 불렀고, 결국 자신들의 희망대로 시아버지를 편히 보내드리지 못했다. 이런 일은 전국 각지에서 일어나고 있다.

구급차를 부른다는 것은 소생 처치를 받는다는 것을 의미한다. 그렇기 때문에 집에서 임종케어를 하면서 소생 처치를 원하지 않을 때는 구급차가 아니라 왕진의사나 방문간호사에게 연락해야 한다.

집에서 환자의 임종케어를 하는 경우 임종이 가까워졌을 때 어떻게 해야 하는지, 연락은 누구에게 하면 되는지 등을 가족이 판단하기는 매우 어렵다. 특히 야간이나 휴일일 때는 더 어렵다. 이 어려운 의사 결정을 지원하기 위해 의료진과 환자, 가족이 구급차를 부르거나 부르지 않을 때는 어떻게 할지, 그리고 담당 방문간호사와 방문진료의에게 어떻게 연락할지 등 실제로 일어날 수 있는 상황을 구체적으로 시뮬레이션해서 준비해 둘 필요가 있다.

그리고 이번 사례처럼 환자와 가족이 뭔가 이상하지만 '의료기관 쪽에 사정이 있나?'라고 지레짐작해 포기하고 잠자코 듣고만 있으면 안 된다. 그렇게 하면 의료인과 환자, 환자 가족 간의 커뮤니케이션 문제는 해소되지 않는다.

이럴 때는 잠자코 있으면 안 된다. 이야기를 적극적으로 이끌어 가기 위해 의료인이 먼저 "뭐든 주저하지 마시고 물어 보세요"라는 말을 건네야 한다. 그러면 환자와 가족은 말을 꺼내기 쉽다. 그리고 환자와 가족은 용기를 내 의문이나 생각을 정중하게 전달해야 한다.

스토리가 있는
인생을 위한 임종케어

나카무라 요리코

아키타 대학교 대학원
의학계 연구과 보건학 전공 교수다.
도쿄에서 방문간호사, 케어매니저로 근무한 경험과
숙련된 방문간호 스테이션 관리자 연구를 통해
'요양자 한 사람 한 사람과
그 가족을 주인공으로 그들이 원하는 생활을
의료진이 지원하는 간호'가
재택에서 가능하다고 확신하고 있다.
저서로 《케어와 마음 간호의 힘》이 있다.

환자 주도의 죽음에 관한 케어를 지원하는 일

간호사로 30년 이상 활동한 도쿄를 떠나 고향인 아키타로 돌아온 지 4년이 흘렀다. 아키타에서 본업인 간호교육은 물론 방문간호 홍보, 재택케어 서비스 추진, 그중에서도 재택간호케어 서비스에 대한 이해를 높이기 위해 다양한 활동을 하고 있다.

나는 임종케어가 환자 본인의 '스토리가 있는 인생'[38]의 막을 내리

---

38   한 사람 한 사람의 인생에는 그 사람만의 스토리가 있다는 개념

는 데 적합했으면 한다. 그래서 의료계 주도가 아닌, 환자와 환자의 가족 주도로 일상의 연장선상에서 죽음을 맞이할 수 있는 케어를 바란다. 그것이 바로 마지막 생활지원일 것이다.

재작년 5월에 숙모가 향년 88세의 나이로 생을 마감했다. 아키타에서 살아온 숙모가 아키타로 부임해 온 나를 무척 기뻐하며 맞아 주었던 기억이 난다.

"위험하다는 건 알겠습니다. 그 관 뽑아 주세요."

평소처럼 데이서비스를 받고 집으로 돌아온 숙모의 병세가 갑자기 악화됐다. 구급차로 종합병원에 도착했을 때 "한 번 심폐 정지가 있었고, 소생술로 호흡과 심박은 돌아왔습니다. 하지만 의식은 없었습니다"라고 했다. 바로 기관삽입이 이루어졌다. 다행히 자가호흡이 확실히 돌아왔고 혈압도 안정되면서 의식도 회복되기 시작했다.

내가 병원으로 달려갔을 때는 숙모의 딸인 사촌언니가 혼자 병실을 지키고 있었다. 숙모는 눈을 두리번거리면서 이쪽을 보고 있었다. 나를 알아보는 모양이었다. 그때 사촌언니는 내게 말했다.

"이 관 빼 드리면 안 될까? 입 주위가 반창고 때문에 당겨져서 불쌍해. 엄마는 정말 멋쟁이잖아. 흰 머리가 조금만 나도 내가 염색해 드리곤 했는데, 이런 모습으로 돌아가시게 하는 건 너무 불쌍해. 뭔가 하고 싶은 말씀이 있는 것 같기도 하고."

숙모는 항상 예쁘고 젊을 때부터 늘 깔끔했다. 미용사인 사촌언니는 병상에 누운 숙모의 모습을 지켜보는 것이 괴로웠을 것이다.

"언니 마음 충분히 이해해. 숙모의 이전 모습을 찾아 주고 싶은 거잖아. 그런데 관을 뽑으면 자칫 호흡이 멈출 수도 있어. 만약 그렇게 되더라도 후회 안 하겠어?"

사촌언니는 발관을 했을 때의 위험성을 이해하고 있었다. 하지만 그래도 뽑아 주고 싶다고 했다. 사촌언니한테는 오빠가 한 명 있는데, 나는 둘이서 한 번 이야기를 해 보라고 권했다. 둘은 이 문제를 놓고 상의했고, 사촌오빠도 이를 받아들였다. 중요한 것은 숙모의 의사였다. 우리의 이야기를 눈을 깜빡이며 들으시고는 무엇인가 이야기를 하고 싶어 하는 그 표정을 봤다. 그래서 숙모도 발관을 원한다는 확신을 갖고 우리는 간호사를 불렀다.

간호사는 매우 놀랐는지 눈이 동그래졌다. "지금까지 이런 요구를 하는 가족은 없었는데요"라는 것이다. 나는 나도 간호사라 그 위험에 대해서는 충분히 알고 있고, 이후 발생할 수 있는 일에 대해 병원에 문제 삼는 일은 없을 것이라고 약속했다. 간호사는 젊은 담당의사에게 이 사실을 전달했다. 간호사의 이 작은 행동 하나가 새로운 문을 열고 있었다.

10분 후 담당의사가 왔다. 상당히 경계하는 마음이 얼굴에 그대로 드러나 있었다. 그리고 이렇게 말했다.

"무슨 일이 생겨도 모릅니다. 저는 책임 못 집니다."

집에서 숨을 거두고 싶다

예를 들어 말기암 환자가 "마지막은 집에서 보내고 싶소"라고 말하면 의사는 이렇게 대꾸한다.

"집에 가실 수 없습니다. 무슨 일이 일어나도 책임 못집니다."

그럴 때 보통 간호사들은 속으로는 '보내드려도 되는데……(어차피 이제 가망 없는데……)'라고 생각한다.

나을 가능성이 거의 없을 때 '무슨 일이 벌어져도'라는 말의 의미는 무엇일까? '마지막은 집에서 보내고 싶다'라는 것은 '집에서 가족들이 보는 가운데 숨을 거두고 싶다'라는 의미다. 집에서 생을 마감하고 싶다는 이야기인 것이다. 그렇기 때문에 이러한 결단에 대해서는 이제 환자와 가족들의 몫이다. 의료종사자가 주도권을 쥘 수 있는 문제가 아니다. 이런 상황에서 의료인이 할 수 있는 것은 환자 본인과 가족이 그들의 바람을 이루는 데 필요한 것이 무엇인지 살펴 적극적으로 도와주는 것뿐이다.

병원에 입원해 있는 경우라도 '어떻게 보내드리고 싶은지'는 환자 가족이 판단하게 해야 하지 않을까? 충분한 설명과 동의는 물론 필요하다. 설명과 동의가 제대로 이루어지지 않아 분쟁 등 유감스러운 일들이 일어나는 경우도 많다고 한다. 물론 그런 사태만큼은 반드시 피해야 한다.

“감사합니다. 절대 문제 삼지 않겠습니다.”

숙모의 담당의사는 마지 못해 동의해 줬다. 가족 입장에서는 정말 감사한 일이었다. 담당의사는 “정말 절대 문제 삼지 않으시는 겁니다”라고 재차 쐐기를 박았고, 나는 “물론입니다”라고 답했다.

숙모는 관을 빼고 딱 반나절 뒤 숨을 거뒀다. 그 소중한 반나절 동안 자식들과 손주들을 만나 평소처럼 즐겁게 대화를 나눴다.

나는 발관을 한 지 몇 시간 후에 일 때문에 도쿄로 가야 했기 때문에 숙모에게 마지막 인사를 했다. “숙모님, 지금까지 귀여워해 주셔서 감사해요. 전 이제 도쿄로 가야 해요.” 그러자 숙모는 “그래? 벌써 가는 거야? 요리코, 맥주 한잔 하고 가렴” 하고 말씀하셨다. 내가 맥주를 좋아하는 것을 아시고 농담을 던지신 것이다. 지금도 사촌언니랑 이 이야기를 할 때면 함께 웃곤 한다.

임종은 환자 본인과 환자 가족의 몫

의료진은 임종을 숙모 본인과 가족에게 돌려주었다. 그래서 비록 집은 아니었지만 병원에서 ‘당연한 일상의 한 순간’을 보낼 수 있었다. 나는 그때 흔쾌히는 아니지만 발관을 허락해 준 담당의사와 병원에 감사하고 있다. 물론 사촌언니도 같은 마음이다. 사촌언니는 숙모의 죽음을 받아들이고, 마지막에 이야기를 나눌 수 있었던 기적과도 같은 시간에 감사하며 지금도 열심히 살고 있다.

간호사는 '임종을 본인과 가족에게 돌려줘야 한다는 시각'을 꼭 가졌으면 한다. 병실에서 내가 처음 이야기를 한 간호사가 변화의 계기를 만들어 줬다. 그 작은 행동이 병원에서의 임종케어와 남은 가족들의 인생을 크게 바꾸어 놓았다.

일본에서는 1970년대 중반까지 집에서 임종케어를 하는 경우가 병원이나 진료소에서 하는 경우보다 많았다. 하지만 현재는 80퍼센트가 넘는 사람들이 병원에서 생을 마감한다. 병원에서 사망하는 것이 당연한 일처럼 돼 버린 것이다.

바쁜 병동 업무 중에 '스토리가 있는 인생'의 막을 내릴 때의 임종케어는 꽤 어려운 일이다. 그러나 어떤 상황에서 생을 마감하든 환자 한 사람 한 사람에게는 각자 소중한 인생이 있고 스토리가 있다. 임종할 때가 바로 한 사람의 인생 스토리가 끝나는 때다. 사람은 누구나 죽게 돼 있다. 하지만 남은 가족에게는 그때의 기억이 꽤 오랫동안 영향을 준다는 사실을 우리는 잘 알고 있다.

<h1 align="center">이 에피소드에서 배울 점</h1>

갑자기 위독해진 환자를 병원으로 옮긴 이후에 벌어진 일에 대한 에피소드다. 가족들은 환자에게 삽관돼 있던 관을 빼는 어려운 결정을 했다. 가족이자 의료인인 나카무라 요리코 씨가 이 의사결정을 지원했고, 담당의사가 결정을 들어주는 과정이 잘 그려져 있다.

이러한 의사결정에 위험이 따른다는 것을 가족(및 환자 본인)이 인지해야 한다. 그래서 나카무라 씨는 사촌언니에게 '관을 빼면 그것 때문에 호흡이 멈출 수 있다'라고 설명했다. 이어 '만의 하나 그렇게 되더라도 후회하지 않을 것인가'를 물었다. 그럼으로써 '위험에 대해 충분히 이해했지만, 그래도 역시 빼 주고 싶다'는 의사를 확인했다. 다른 형제의 의향은 물론 환자 본인의 의향도 확인했다. 가족들은 간호사에게 의향을 전하면서 '위험은 충분히 알고, 이후 발생할 일에 대해 병원에 문제 삼지 않을 것'이라며 의료인을 지켜주겠다고 약속했다. 간호사가 담당의사에게 이 사실을 전달하자 담당의사가 "무슨 일이 생겨도 모릅니다. 저는 책임 못 집니다. 정말 절대 문제 삼지 않으시는 겁니다"라고 쐐기를 박았고, 가족들도 동의했다. 결국 의사가 동의하고 관을 뺐다. 이후 병원에 가족들이 모여 평범한 시간을 보낸 후 환자는 평온하게 숨을 거뒀다. 이렇듯 병원에서도 마음이 통하는 평온한 임종이 충분히 가능해졌다. 이것이 바로 의료기관 주도가 아니라, 본인과 가족의 희망대로 일상생활의 연장선상에서 죽음을 맞는 마지막 생활지원으로서의 임종이다.

병원에서 생을 마감하는 사람들은 앞으로도 여전히 많을 것이다. 부디 병원 측이 평온한 임종케어 패스웨이를 만들어 마지막 순간을 맞이할 수 있게 지원하기를 바란다.

잠깐의 시선과 말 한마디가
환자 가족에게 주는 위안

모치즈키 마사토시

간호잡지 편집자다.
도쿄 신주쿠에서 태어나
죠치 대학교 문학부 신문학과를 졸업한 후
교육 전문 출판사를 거쳐 보건동인사에서
건강잡지 및 보건사용 전문잡지의
편집 일을 하다가
일본간호협회출판회에서
방문간호사 및 시설간호직 대상
월간지 《커뮤니티케어》의 편집을 담당했다.
현재 《간호》의 편집을 담당하고 있다.

40대에 부모님을 떠나보내다

어머니는 2002년 12월에 대장암으로, 아버지는 2008년 7월에 결핵 발병 후 호흡기질환으로 돌아가셨다. 현재 내가 쉰두 살이니 40대에 부모님 두 분 모두 떠나보낸 것이다. 주변 친구들 이야기를 들어봐도 이 나이에 부모님 두 분을 모두 잃은 사람은 많지 않은 것 같다.

어머니가 세상을 떠났을 때 내 나이 마흔이었다. 처음 겪는 가족의 죽음으로 힘들었지만, 남은 아버지를 돌보느라 슬퍼할 겨를도 없이 몇 년을 보냈다. 그러다 마흔여섯 살에 아버지마저 떠나보냈을 때는

'이제 내가 그토록 좋아한 부모님이 한 분도 안 계시는구나'라는 생각에 그제야 참았던 슬픔이 한꺼번에 밀려왔다. 이 감정은 경험해 보지 않으면 알 수 없다. '난 좋은 자식이었을까? 효도는 잘했나? 아냐, 더 잘해 드릴걸…….' 이런 생각에서 쉽게 벗어나지 못했다.

"나 이제 그른 것 같다"

어머니는 일흔여섯에 세상을 떠나셨다. 예순다섯 살 무렵부터 인공투석을 받았고, 일흔이 지나면서 몸이 여기저기가 좋지 않다가 일흔한 살에 대장암에 걸렸다. 수술은 성공적이었지만, 그로부터 4년 후 암은 간으로 전이됐다. 그때 의사가 이렇게 말했다.

"투석도 받고 계시고 수술은 몸에 부담이 커 안 되겠습니다."

수술은 불가능하다는 말에 나와 형은 '그럼 이제 가망이 없다는 건가?'라고 생각하며 서로 얼굴만 쳐다보았다. 담당의사는 다른 설명 없이 "상태를 좀 두고 보죠"라고만 했고, 옆에 있던 간호사도 조용했다.

어머니와 우리 형제는 항암치료를 거부했다. 그리고 형이 인터넷에서 찾아낸 츠쿠바대학교 부속병원으로 갔다. 방사선 치료의 일종인 양자선치료의 치험(治驗)[39]을 받기 위해서였다. 이 치료는 단시간 효과를 보았을 뿐, 이후 간암조직은 점점 커져만 갔다.

---

39 동물 실험을 마치고 사람에 대한 임상 시험을 하는 것 - 옮긴이 주

면역요법에도 매달렸다. 보험 적용을 받을 수 없어 검사하는 데만 10만 엔 이상 드는 클리닉에 두 달에 한 번 다녔고, 상어 연골이나 버섯 가루 등도 복용했다. 그러나 효과는 없었다.

재발한 지 1년 후 어머니는 구급차에 실려 갔다. 입원 첫날 병원으로 달려갔을 때 어머니는 "나 이제 그른 것 같다"라고 약한 소리를 하셨다. 나는 "그런 말씀 마세요. 퇴원해서 꼭 집에 가실 수 있을 거예요"라며 근거도 없는 격려를 하느라 정신이 없었다. 이것이 어머니와 나의 마지막 대화였다.

이틀 후 어머니는 섬망상태[40]에 빠졌다. 집에 가고 싶다는 말만 계속 하셨다고 한다. 그러나 온갖 호스에 연결된 어머니의 모습을 본 아버지와 형은 결국 집으로 모시지 못했다.

마지막 일주일 곁을 지킨 가족에 대한 케어

입원하신 지 일주일이 지나자 어머니는 눈동자의 초점을 잃었으며, 의사소통도 전혀 하실 수 없었다. 곁을 지키던 내가 할 수 있는 일이란 그저 어머니의 손을 쓰다듬는 것뿐이었다.

어머니는 밤마다 심히 고통스러운 듯 신음소리를 내셨다. 옆에 의자를 놓고 눈을 붙이려 해도 도저히 그럴 상황이 아니었다. 간호사는

---

40 심한 과다행동, 예를 들어 안절부절못하고, 잠을 안 자고, 소리를 지르고, 주사기를 빼내는 등의 행위와 생생한 환각, 초조함과 떨림 등이 자주 나타나는 상태 – 옮긴이

한밤중에 한두 번 상태를 확인하러 왔다. 그리고 특별한 이상이 없는 한 아무 말 없이 바로 병실을 나갔다.

마지막 일주일 동안 총 열 명 정도의 간호사들이 교대로 병실을 찾았던 것 같다. 그중에서 우리 가족에게 큰 위안이 된 간호사는 딱 한 명 있었다. '스즈키'라는 이름의 간호사였는데, 병실에 들어올 때마다 "곁을 지키시느라 잠을 통 못 주무셔서 힘드시죠?"라는 말로 위로해 줬다. 어머니의 몸 상태를 관찰할 때는 어머니의 어깨를 따뜻하게 쓰다듬어 줬다. 내게는 어머니가 건강했을 때의 모습을 이것저것 물어봐 주곤 했다.

담당의사가 "이제 투석도 위험하다"고 했다. 이로써 어머니가 길어야 며칠밖에 더 사실 수 없다는 사실을 우리 가족 모두 알았다. 이쯤에서 마음을 정리해도 되는 것인지 혼란스러운 나에게 스즈키 씨는 어머니와의 즐거웠던 추억을 자연스럽게 되새기게 해 줬다.

한번은 어머니가 갑자기 고통스러워해서 석션을 했다. 그때 스즈키 씨는 "저는 석션을 잘하는 편이 아니에요"라고 말하면서도 무척 애를 써 줬다. 결국 잘 안 돼 다른 간호사에게 인터폰으로 도움을 요청했고, 잠시 후 석션을 잘하는 간호사가 나타났다. 그 간호사는 아무 말 없이 매우 능숙하게 석션을 끝내고 곧바로 병실을 나갔다.

어머니는 석션으로 고통을 줄여 준 간호사에게 감사했을지 모르지만, 가족 입장에서는 스즈키 씨가 고마웠다. 병원 간호사로서 어느 쪽이 좋은 간호사인지는 아직도 잘 모르겠다.

따뜻한 말 한마디가 주는 힘

어머니는 입원하신 지 2주 만인 12월 5일 새벽에 세상을 떠났다. 돌이켜 보면 많은 간호사들이 어머니 간호에 힘써 줬지만, 가족에 대한 배려는 거의 하지 않았던 것 같다. 오로지 스즈키 씨만 병실에 들어오면 제일 먼저 가족과 눈을 마주치며 미소를 보여 줬다. 병실을 나설 때는 "간병 열심히 하시는 것도 좋지만 너무 무리하시면 안 돼요"라며 항상 따뜻한 말을 건네기도 했다. 이런 행동이 얼마나 큰 힘을 주었는지……. 어머니가 돌아가시고 나서 형도 스즈키 씨에 대해 같은 고마움을 느끼고 있었다는 것을 알았다.

나도 골종양으로 오른쪽 발가락을 절단한 일과, 담낭을 적출하느라 다섯 번 입원에 네 번의 수술 경험이 있다. 그래서 간호사들이 얼마나 바쁜지 잘 안다. 그래도 병실을 지키는 가족들에게 '잠깐의 시선과 말 한마디'를 건네는 데는 그리 많은 시간이 걸리지 않는다. 이런 배려의 유무에 따라 병원에서의 터미널케어가 크게 달라질 것이라고 생각한다.

경력이 적은 간호사들의 말도 물론이지만, 간호관리자나 베테랑 간호사들의 말 한마디는 가족들에게 더욱 큰 안도감을 줄 수 있다. 물론 그들은 일반 간호사들보다 바쁜 일이 훨씬 많을 것이다. 그런 와중에도 임종이 가까워진 환자를 지키고 있는 가족들에게 따뜻한 말 한마디를 건넨다면 큰 위로가 될 것이다. 가족들은 '따뜻한 간호'를 통해 앞으로 나아갈 수 있는 힘을 얻는다.

갑작스런 출혈로 투병생활을 시작하다

2002년 12월에 어머니가 돌아가신 뒤 연세가 일흔일곱 되신 아버지는 혼자서 생활했다. 형 가족이 가까이 살고 있긴 했으나, 아버지가 워낙 꼼꼼해서 직접 식사도 해 드시는 등 혼자서 잘 지냈다. 차로 두 시간 거리에 사는 나 역시 아버지를 자주 찾아가 어떻게 지내는지 살피곤 했다.

우리 가족은 매년 섣달그믐에 아버지 집에서 설날을 함께 맞고 온천을 가곤 했다. 그런 평온한 날들도 아버지가 여든두 살이 되던 2007년 설날로 끝이 났다.

"아범아, 엉덩이에서 피가 나왔다."

새해 아침 일찍 아버지가 그렇게 얘기하면서 나를 깨웠다. 아버지 이부자리를 보니 새빨간 얼룩이 마치 오줌 싼 자국처럼 남아 있었다.

"아프세요?"

"아니, 아프지는 않은데 기분이 안 좋아."

아버지의 안색이 꽤 좋지 않아 보였다. 출혈량이 많았기 때문에 설날이었지만 문을 연 개인병원을 찾았다.

설날인데도 의원 안은 많은 환자들로 붐볐다. 한참을 기다렸다 진찰을 받았다. 의사가 "혹시 모르니 큰 병원에 가 보는 게 좋겠습니다"라고 해서 차로 20분 정도 떨어진 중간 규모의 병원으로 향했다. 거기서도 한참을 기다렸다 진찰을 받았고, 아버지는 곧장 입원했다.

아버지가 갈아입으실 옷을 챙기러 집으로 가다가 편의점에서 고기만두를 샀다. 이미 오후 4시였다. 쓸쓸한 설날의 내 첫 끼니였다.

그날부터 돌아가실 때까지 1년 반에 걸친 아버지의 고통스런 투병생활이 시작됐다. 다양한 병이 아버지를 괴롭혔다. 먼저 설날 아침 하혈의 원인은 대장유착 때문이었다. 이때는 설날에 입원해 4월에 퇴원했다. 6월에는 결핵에 걸려 예전 국립요양소의 병원에 입원했다. 결핵균이 사라질 때까지 꼬박 네 달이 걸렸다. 그 사이 아버지 몸이 많이 허약해지는 바람에 전처럼 혼자 생활하는 것은 무리였다.

퇴원 후 입욕 서비스를 받으러 다니던 날들

매일 아침 형이 아버지 집에 가서 아침식사를 챙겼고, 점심 때는 요양사가 와서 청소와 저녁 식사를 도왔다. 요양사가 오지 않는 날은 고령자 대상 택배도시락이 배달됐다. 아버지는 누워 있거나 의자에 앉아 TV를 보면서 하루를 보냈다. 호흡곤란 증상이 있었기 때문에 재택산소요법도 병행하고 있었다. 아버지는 몸의 여기저기가 안 좋다며 계속 힘들어 했다. 약 부작용으로 환시 증상도 자주 나타나면서 아버지를 돌보는 일을 도맡아 하던 형도 점점 지쳐 가기 시작했다.

나는 회사가 끝나면 1~2주에 한 번씩 전철로 아버지 집에 갔다가, 다음 날 아침 목욕을 시켜 드리고 오후에 출근하는 생활을 이어 갔다. 아버지는 목욕을 굉장히 좋아했지만, 이제는 혼자서 목욕을 할 수 없었다. 그래서 목욕을 시켜 드리는 내가 오기를 아버지는 항상 손꼽아 기다리셨다.

그러나 아버지는 호흡곤란 증상 때문에 한겨울에도 반신욕밖에 할 수 없었다. 욕조에 몸을 담그고 따뜻한 물을 끼얹으면서 몸을 따뜻하게 한 다음 욕조 안에서 몸을 씻기곤 했다. 아버지는 목욕을 할 때면 항상 "아, 시원하다"라는 말을 몇 번이고 하셨다. 그 모습을 보면서 할 수 있는 효도가 이 정도밖에 없다는 생각이 들었다. 그래서 열심히 찾아가 목욕을 도왔다.

그러나 나도 점점 지쳤다. 아버지의 상태가 서서히 나빠지자 방문개호에 가입해 개호보험의 방문입욕 서비스를 받기로 했다. 한시름 놓은 나는 죄송스러워 하면서도 아버지를 점점 덜 보러 가게 되었다.

가장 후회스러운 일이 있다. 돌아가시기 약 두 달 전쯤 아버지 집에 가서 자던 날이다. 늦은 밤에 아버지가 나를 깨워 "등 좀 쓸어 줘"라고 하시는 게 아닌가. 일 때문에 많이 피곤했던 나는 "지금 몇 시인 줄 아세요? 아침에 하시지 참!" 하고 짜증을 버럭 내고 말았다. 그러자 아버지는 "너무 아파서 그래. 몸이 너무 힘들어……"라며 눈물을 흘렸다. 나에게 아버지는 항상 강한 존재였다. 태어나서 처음 아버지의 눈물을 보면서 나이 들어 병과 싸우는 아버지 기분을 알아주지 못한 내가 한없이 부끄러웠다.

그후로도 아버지를 찾을 때마다 아버지의 상태는 점점 나빠졌다. 그렇지만 안정적일 때도 있었다. 그럴 때는 이대로 시간이 멈췄으면 좋겠다고 생각했다.

마지막 입원, 그리고 평온한 임종

'그날'은 갑자기 찾아왔다. 아침에 형한테서 "아버지가 ICU로 들어가셨어"라는 전화를 받았다. "ICU라고?" 당황한 나는 그날 밤 늦게 아이들을 데리고 아버지를 만나러 갔다. 의식은 남아 있는 아버지가 뭐라 얘기를 하는데, 틀니를 뺀 상태라 무슨 말인지 잘 알아듣지는 못했다. 그러나 웃고 있는 모습에 한시름 놓고 집으로 돌아왔다.

아버지가 입원한 후로는 퇴근길에 병원에 들렀다가 아버지 집에서 자고, 다음 날 회사로 출근하는 생활을 계속했다. 일주일 후부터 아버지는 의사소통이 어려워졌다.

입원한 지 열흘 째 되던 날 아침, 집에 잠시 들렀다가 회사로 향하는 전철 안에서 '혈압이 떨어지고 있다'라는 형의 문자를 받았다. 가슴이 방망이질 치기 시작했다. 그대로 병원으로 향했다. 고통스러운 모습의 아버지는 석션을 여러 번 받고 나서 갑자기 위독해지셨다.

형네 가족들도 모두 달려와서 아버지에게 말을 걸기 시작했다. 하지만 결국 아버지의 임종 호흡이 시작됐다. 어머니의 임종도 봤기 때문에 '이제 끝인가?'라고 생각하는 순간 아버지 스스로 눈을 감았다. 어머니가 돌아가신 지 5년 반 만에 향년 83세의 나이로 아버지도 세상을 떠나셨다.

그리프케어에 대한 두 가지 바람

임종을 지키는 가족들을 상대로 하는 케어와 관련해 간호사들에게 당부하고 싶은 것이 두 가지 있다. 하나는 환자의 임종이 가까워졌을 때 곁을 지키는 가족에게 "환자 분 얼굴을 보고 계세요"라고 말해 달라는 것이다.

어머니가 위독하셨을 때는 심전도 모니터가 붙어 있었다. 그때 '저 줄이 일직선이 되면 어머니가 돌아가시겠구나' 하는 생각에 어머니 얼굴이 아닌 모니터만 뚫어져라 바라보고 있었다. 아버지가 돌아가실 때는 모니터가 없어서 아버지 얼굴을 보고 있을 수 있었다. 이것은 임종을 지키는 사람의 만족도에 큰 영향을 미친다.

또 한 가지는, 가족들은 환자가 임종 가까이에 하는 얘기를 알고 싶어 한다는 것이다. 나는 49재가 지난 뒤 아버지 방에서 방문간호사의 기록파일을 봤다. 형은 항상 체크를 하고 있었지만, 나는 그때가 처음이었다. 거기에는 아버지가 마지막으로 입원하기 전까지 두 달 동안 집에 머물 때의 '아버지 목소리'가 생생히 기록돼 있었다. '쓸쓸하셨구나. 고통스러우셨구나. 이만큼 편찮으셨구나.' 그 기록을 보면서 아버지 생각에 눈물이 와락 쏟아졌다. 아버지를 왜 더 자주 찾지 않았을까? 그때서야 후회가 물밀 듯이 밀려왔다.

그리고 문득 이런 생각이 들었다. 입원한 후 열흘 동안 아버지는 간호사에게 어떤 이야기를 하셨을까? "오늘은 기분이 좀 좋네요" 등과 같은 아주 사소한 대화라도 좋다. 아버지가 하신 '말씀'이 알고 싶었다. 이걸 안다면 소중한 가족을 떠나보낸 사람들이 마음을 정리하는 데 큰 도움을 받지 않을까?

　업무에 쫓기며 장시간 근무를 해야 하는 간호사가 힘들다는 것은 잘 알고 있다. 하지만 적어도 삶이 1~2주밖에 남지 않은, 임종이 가까운 환자를 받았을 때는 환자가 한 말을 메모해 두었다가 전달해 주었으면 한다. 이는 가족들에게 매우 큰 그리프케어[41]가 될 것이라고 생각한다.

41　유족을 위한 슬픔치유 – 옮긴이

이 에피소드에서 배울 점

대부분의 의료인은 임종이 임박한 환자의 병실에 들어가면 환자의 치료에만 집중한다. 그래서 환자의 곁을 지키는 가족에게 신경을 쓰지 못한다. 그러나 가족들은 소중한 사람과의 이별이 다가오고 있음을 머리로는 이해해도 마음으로는 받아들이지 못한다. 그래서 비탄에 빠져 케어를 필요로 하는 경우가 많다.

모치즈키 마사토시 씨는 어머니가 돌아가실 때는 심전도 모니터만 지켜보고 있었다. 반면에 아버지가 돌아가실 때는 모니터가 없어 아버지 얼굴을 보고 있을 수 있었다. 이 차이는 가족들이 임종을 지킬 때의 만족도에 큰 영향을 미친다.

간호사들의 어떤 행동이 가족에게 큰 힘이 되는지 정리해 보자. 이 목록은 병동에서 평온한 임종케어의 패스웨이와 케어 순서를 재검토하는 데 활용할 수 있을 것이다.

- 병실에 들어왔을 때는 환자뿐 아니라 가족과도 눈을 마주친다. – 가족의 존재를 인정함

- "곁을 지키느라 잠을 통 못 주무셔서 힘드시죠?", "간병 열심히 하시는 것도 좋지만 너무 무리하면 안 돼요" 등 가족에게도 따뜻한 말을 건넨다. – 가족의 고생을 인정하고 위로함

- 가족에게 임종이 가까운 환자의 건강하던 시절을 물어 평온한 마음을 가질 수 있도록 돕는다. – 그리프케어

- 가족이 없을 때 환자가 한 말을 메모해 두었다가 가족에게 전달한다. – 그리프케어

- 임종이 임박하면 곁을 지키는 가족에게 "환자 분 얼굴을 보고 계세요"라고 알려 주고, 환자를 보고 말을 걸거나 환자의 몸을 어루만지도록 권한다.

- 임종케어 시 만족도 향상

임종이 1∼2주 또는 며칠 앞으로 다가온 환자의 곁을 지키는 가족에게는 위와 같은 케어를 해 주는 사람(담당 간호사)이 곁에 있어야 한다. 그런 점을 표준 진료지침과 절차에 포함시키면 가족이 조금이라도 평온하게 임종케어를 할 수 있을 것이라고 본다.

떠나는 사람과 보내는 사람

이케다 아사코

카운슬링 연구소 '기레이주쿠'의 대표이사다.
《부인화보사》 편집자를 거쳐
시니어 산업 카운슬러,
전문직 커리어 카운슬러(CDA)가 됐다.
컬러 카운슬링, 대화심리학 등을 주제로
각종 세미나에서 강사로 활동 중이다.
의료복지경영학 석사이다.
저서로는 《암으로 세상을 떠나는 사람, 보내는 사람》,
《인간관계가 편해지는 대화심리학》 등이 있다.

아버지를 간병하며 배운 것들

아버지는 일흔일곱 살인 2006년 8월 갑자기 음식을 잘 넘기지 못해 대학병원에서 내시경검사를 받았다. 검사 결과 식도에서 7센티미터 크기의 종양이 발견됐고, 어머니와 나는 의사로부터 아버지가 듣기에도 생소한 2기a 중층편평상피암에 걸렸다는 말을 들었다. 아버지에게 이 사실을 알린 후 같은 병원에서 항암제치료와 방사선치료를 받기로 했다.

아버지는 방사선치료 때문에 간질성 폐렴에 걸리는 등 많이 힘들어 했다. 하지만 놀랍게도 식도의 종양이 사라져 식사를 할 수 있을 정도로 회복해 4개월 만에 퇴원했다.

아버지는 그전까지는 큰 병을 앓은 적도 병원에 입원하신 적도 없는 건강 체질이셨다. 그런 아버지가 갑자기 암에 걸리자 같은 아파트 옆집에 사는 나는 그제야 비로소 아버지와의 거리를 좁힐 수 있었다. 아버지를 간병하면서 나는 인간이 늙는다는 것, 암에 걸린다는 것, 죽고 산다는 것에 대해 겨우 눈을 뜨고 귀가 트이기 시작했다. 이전까지 나는 암과 병원, 입원, 의사, 간호사, 약, 보험 등에 대해 전혀 모르고 살았다. 또한 암에 걸린 사람들의 이야기는 나와는 상관없는 먼 나라 이야기였다.

2008년 4월 집에서 아버지의 임종케어를 하고 나서 나는 대학원 석사과정에 진학해 의료복지를 공부했다. 그 덕분에 새삼스럽기는 하지만 나이가 들면 누구나 병에 걸려 의사나 병원의 신세를 지게 된다는 것과, 사람이라면 누구나 반드시 죽는다는 사실을 실감했다. 그리고 두 명 중 한 사람은 암에 걸리고, 세 명 중 한 명은 암으로 죽는다는 사실도 알았다. 물론 나도 암에 걸릴 수 있다.

죽음이 가까워졌다고 여기는 사람은 무엇을 원하고, 무엇에 기뻐하며, 어떤 식으로 죽음을 맞이하고 싶어할까? 아버지의 임종케어를 하면서 나는 앞으로 어머니와 내 경우에도 적용할 수 있을 것 같은 많은 것을 배웠다.

말로 표현할 수 없는 마음을 대화로 풀다

아버지는 입원해 있는 동안 매일 아침 간호사들이 가지고 오는 진통제와 위장약을 먹었다. 작은 컵에 10밀리리터 정도 든 시럽을 넘기는 것은 매번 고역이었다. 그러던 어느 날 아침에 약이 늦자 안절부절 못하던 아버지는, 약을 평소보다 늦게 가지고 와서도 전혀 미안한 기색이 없던 간호사 때문에 상당히 언짢아 했다. 간호사 입장에서는 약 시간에 약간 늦는 것이 대수롭지 않을 수 있지만, 환자는 이 약 한 방울에 크게 의존하고 있다.

하루는 링거액이 떨어지는 속도가 평소보다 너무 느려 침대에 계속 누워 있어야 했다. 능숙한 환자라면 링거액의 속도를 스스로 조절하는 것 정도는 일도 아니었으리라. 하지만 아버지는 능숙하지도 않았고, 겁도 많았다. 게다가 상당히 낯을 가리는 성격이라 간호사에게 원하는 것을 쉽게 말하지 못했다. 또한 대부분의 환자는 의료인이랑 잘 지내고 싶어 하기 때문에 부탁을 쉽게 하지 못하는 편이었다. 의료인이 귀찮아 할지도 모른다고 생각했기 때문이다.

나는 이 일로 작은 불만이 쌓이다 보면 화를 키울 수 있다는 사실과, 반대로 평소에 불만을 잘 들어 주기만 해도 나중에 폭발하는 일을 막을 수 있다는 사실까지 깨달았다. 다행히도 아버지는 딸인 내게 하고 싶은 이야기를 털어놓는 것만으로도 속이 풀렸는지 불만이 쌓이지는 않았다.

오해를 푸는 통역사 역할

어느 일요일, 아버지는 "의사 선생님의 회진 일정을 알려 달라고 간호사한테 부탁했는데 아직 답이 없다"라며 초초한 기색을 보였다. 내가 복도에 나가 보니 환자 한 명이 상태가 갑자기 악화됐는지 모두 다소 상기된 얼굴로 분주하게 움직이고 있었다. 병실로 돌아와 아버지에게 이런 상황을 전하자, 아버지는 금세 안정을 되찾았다. 그리고 늦게 찾아온 간호사에게 "바쁜데 고마워요"라고 인사까지 건넸다. 간호사도 "늦어서 죄송해요"라고 답했다. 나는 어느새 서로의 상황을 전하는 통역사 역할을 하고 있었다.

환자든 가족이든 간호사든 누구라도 뭔가 어긋나고 있다 싶으면 통역사 역할을 해주면 되는 것이다. 사람은 일도 다르고 입장도 다를 때, 자신의 시간과 상대방의 시간이 다르게 흐른다는 사실을 알아차리지 못한다. 상대방의 상황을 좀 더 생각하면 배려하면서 대화를 나눌 수 있다. 그렇게 상대방을 배려하고 서로 솔직해지면, 커뮤니케이션으로 상처를 받거나 관계가 꼬이는 일이 줄어든다. 입장을 바꿔 생각해 보고 감사하는 마음과, 자신이 원하는 것을 말로 표현하는 것이 중요하다.

유방암에 걸린 어머니와 식도암에 걸린 아버지를 지난 8년 동안 돌봤던 나는, 어설프기는 하지만 환자들의 마음에 두 가지 바람이 존재한다는 사실을 깨달았다. 그래서 나 역시 그 경험에 따라 환자를 배려하면서 대화를 하려고 노력하고 있다. 두 가지 마음 중 첫 번째는 다 알아서 말해 주었으면 좋겠다는 것이다. 두 번째는 지금은 가만히 내버려 두었으면 좋겠지만 신경은 써 주어야 한다는 것이다.

나도 그렇지만 이 두 가지 기분이 수시로 왔다 갔다 하는 게 인간임을 생각해주었으면 한다. 그러면 '해 줬는데 반응이 없네'라며 실망하는 일은 줄어든다. 평소에 어느 한쪽의 경향이 강한 사람이라도 가끔은 또 다른 것을 원하기도 한다. 환자가 "싫어, 싫어!"라고 말하는 것을 100퍼센트 그대로 받아들으면 안 된다는 점도 알았으면 한다. 그러면 기분이 어긋났을 때의 스트레스도 줄어 자신의 기분을 지킬 수도 있다.

암 환자가 한 사람의 인간으로 돌아가는 순간

어느 날 병원을 찾았더니 아버지는 "여기 간호사 분들은 간호복을 흰색하고 핑크색 중에서 고를 수가 있다네. 이 간호사 선생님은 정말 친절하셔. 볼 일도 없는데 들러서 미소를 보여 주신다니까"라며 간호사 한 분과 기분 좋은 웃음을 나누고 있었다.

다른 환자들과 이야기를 편하게 나누지 못하던 아버지는 병실에서 혼자 조용히 계셨다. 그래서 간호사가 얼굴을 비춰 주기만 해도 정말 기뻐하셨다. 젊은 간호사가 바쁜 와중에 찾아와 웃으면서 유머러스하게 말을 걸어 주니 얼마나 기분이 좋았을지는 상상에 맡기겠다. 하얀색 또는 핑크색 간호복을 입은 간호사가 미소를 띠며 나타날

때가 바로 '우아하고 고독했던 암환자'에서 '한 사람의 인간'으로 돌아
가는 순간이었을 것이다.

한번은 아버지가 링거 바늘이 아픈데도 "끝까지 다 맞으셔야 해
요"라는 간호사의 말 때문에 이러지도 저러지도 못하고 있었다. 그때
잠깐 들른 다른 간호사가 "아프면 빼 드릴게요"라며 바로 아버지의
바늘을 빼 주더니 "나중에 맞으셔도 괜찮아요"라고 말했다.

가족에게는 사랑은 있어도 전문성이 없지 않은가. 허나, 간호사는
'전문성과 자애심' 모두를 갖추고 있다. 환자와 환자의 가족이 그러한
사실이 얼마나 중요한지를 안다면 간호사와의 커뮤니케이션이 달라
질 것이다. 나 또한 친척 중에 의료종사자가 없던지라 아버지가 투병
생활을 시작하면서 간호사를 처음으로 만났다. 그 덕에 간호사에게
는 병동 업무 이외에도 미팅과 기록, 스터디까지 있다는 사실을 알고
'이렇게나 바쁘구나' 하며 놀랐다. 간호사들에게 감사한 마음은 말로
다 표현할 수 없을 정도다.

때가 와서 집으로 모시다

아버지는 식도암이 기적적으로 사라져 기쁜 마음으로 퇴원하셨다.
그 뒤 거실 창가에 놓인 팔걸이가 있는 의자에 앉아 평온한 시간을
보냈다. 그러나 1년 만에 암이 재발해 또 다시 음식을 삼키지 못하게
되면서 급격히 쇠약해지기 시작했다. 영양 공급을 위해 입원을 결정

하고, 아버지도 이에 동의했다.

다시 입원해서 식욕을 조금 찾은 아버지가 "이 정도면 집에 다시 갈 수 있겠지?"라고 물었다. 그 질문을 듣고 온 것처럼 종합상담지원센터의 사회복지사가 병실을 찾아와 "다음 주쯤 퇴원하세요"라고 말했다. "병원에 조금 더 계셔도 괜찮지만, 집에서 자유롭게 생활하시는 게 마음 편하실 거예요. 예전에 저희 병원에 근무했다가 지금은 방문 진료하는 의사와 근처에 사는 방문간호사를 소개해 드릴게요. 병원하고도 연계돼 있으니까 걱정 안 하셔도 돼요"라고 말했다.

나는 부쩍 수척해진 모습으로 퇴원은 곧 포기라 여기던 아버지의 눈치를 봤다. 그러면서 "아무래도 집이 좋지. 집으로 가요. 병원에서는 더 있어도 된다고 했으니까 쫓겨나는 거 아니야"라고 말했다. 아버지도 이제 때가 됐다고 생각했는지 "그래, 집으로 가자"라고 했다.

그리고 개호보험 서비스를 받으라는 권유에 따라 병실에서 필요한 수속을 마쳤다. 며칠 후 구청 직원이 개호등급 판정을 위해 병실을 찾았을 때, 아버지는 침대에서 일어나 정중하면서도 가급적 분명하게 질문에 답했다. 나는 조사원에게 "오늘은 긴장하셔서 정신을 바짝 차리고 계신데, 평소에는 아무것도 못하세요. 어머니도 유방암 수술을 받으신 이후로는 팔이 아프셔서 무거운 것은 못 드세요"라고 상황을 설명했다.

이후 아버지는 침대에서 일어나지 못하게 됐고, 퇴원할 무렵에는 와상 상태가 됐다. 암환자의 마지막이 이렇게 빨리 온다는 것을 나는 그때까지 전혀 알지 못했다.

아버지의 인생을 바라본 방문간호사의 케어와 판단

아버지가 퇴원한 후 나는 매일 아침 출근하기 전에 옆집에 사는 부모님에게 안부 인사를 하러 갔다. 처음에는 죽음이 점점 가까워지고 있는 아버지와 무슨 이야기를 해야 할지 몰라 주뼛거렸다. 괜한 소리로 기분을 상하게 하지나 않을까 불안했기 때문이다. 그런데 시간이 하루이틀 지나가자 그저 일상적이고 부담 없는 대화를 하면서 웃을 수 있고, 평소랑 똑같은 대화로 충분히 만족할 수 있다는 사실을 깨달았다.

그러던 어느 날 아침에 아버지가 "이젠 글렀어"라고 말했다. 나는 반사적으로 "아버지, 기운 내세요!"라고 대꾸했다. 이 말에 아버지는 "여기서 어떻게 더 기운을 내라는 거냐?"라고 말하고는 눈을 질끈 감고 심각한 표정을 지었다. 이날 방문간호사가 아버지의 상태를 보고 의사에게 말해 항우울제를 처방받았다.

항상 배낭을 메고 자전거로 오는 방문간호사는 꾸밈 없이 소탈한 인상이었다. 간호사는 아버지가 회사 다닐 때 이야기를 자주 묻곤 했다. 뼈만 남은 앙상한 모습으로 아무것도 할 수 없는 아버지였다. 그렇기에 방문간호사가 아버지의 건상하게 활동하던 시절 이야기를 궁금해 하니, 아버지는 매우 만족스러운 눈치였다. 우울증 증상이 있던 아버지는 간호사와 이야기를 나누면서 마음의 평온을 되찾았다. 덕분에 눈을 감을 무렵에는 "이 시간은 이 시간대로 좋았어"라고 말씀하기도 했다. 방문간호사가 전문적인 처치로 안심하게 만들어 주고,

평소랑 똑같은 평범한 대화를 통해 죽음이 가까워진 아버지의 일상을 지탱해 준 것이다.

아버지가 돌아가신 후에 나는 방문진료, 방문간호, 병원기록 등을 열람했다. 그래서 매일 잦은 연락을 통해 세 기관이 유기적으로 연계하고 있었음을 알 수 있었다. 아버지가 돌아가시기 전날은 토요일이었다. 방문진료 의사는 현관 밖까지 배웅을 나간 어머니와 나에게 "이제 머지 않은 것 같습니다. 병원으로 가시겠습니까?"라고 물었다. 어머니는 "부탁드립니다. 병실을 예약해 주세요"라고 말했다. 나는 "후회하지 않겠어?"라고 물었지만, "나 혼자 있을 때 아버지가 돌아가시면 어떡하라고?"라는 어머니의 대답을 들으니 이해할 수 있었다. 의사는 월요일에 병실을 예약하겠다며 돌아갔다.

집에 들어가기 전에 다시 한 번 나는 어머니에게 "괜찮겠어? 아버지는 집에서 돌아가시고 싶어 하셨잖아. 아직 정신 멀쩡하신데, 돌아가실 때가 돼서 병원으로 모신다는 거 다 아실 거야"라고 말했다.

점심 무렵 어머니에게서 "병원은 안 가겠다고 했어. 내가 끝까지 아버지 옆에 있을게"라는 전화가 왔다. 나는 "그래? 잘했어, 엄마"라고 말하고 전화를 끊었다.

그때는 나도 어머니도 뭐가 옳고 그른지 잘 알지 못했다. 어찌할 바를 몰라 그 이후로도 여러 번 결정을 반복했다. 나는 사람이 사람의 죽음과 마주한다는 것은 자신과 마주하는 것이라는 점을 어머니를 통해 배우고 있었다.

재택간호를 선택하다

아버지는 그 이튿날인 일요일에 집에서 눈을 감았다. 그날은 오전 중에 방문간호사가 찾아왔고, 오후에도 한 번 더 찾아와 줬다. 아버지 몸을 어머니와 함께 깨끗이 닦고 옷을 갈아입힌 다음 시트까지 갈았다. 물을 달라는 아버지의 요구에 스펀지를 물에 적셔 입으로 흘려 넣자 그대로 편히 숨을 거뒀다고 한다. 나는 어머니로부터 "아버지가 숨을 쉬지 않는 것 같아"라는 전화를 받고 10분 만에 달려왔다. 그때 어머니는 평온해 보였다.

방문간호사가 함께 있었기 때문에 어머니는 큰 동요 없이 안심하고 아버지의 마지막을 평온하게 지켰다. 그 덕분에 어머니는 아버지의 죽음을 초연히 받아들인 모양이었다. 이렇듯 집에서도 임종케어 경험이 풍부한 방문간호사의 도움을 받을 수 있다면, 죽음을 앞둔 사람을 위해 무엇부터 해야 좋을지 몰라 패닉에 빠질 일은 없다. 경험이 없는 사람이라도 두려워할 필요가 없다.

우리 가족은 죽음에 사려 깊게 대처할 필요가 있다고 처음부터 생각하고 있었다. 임종을 맞는 장소는 그리 중요하지 않다. 각자 상황에 따라 집이어두 좋고, 병원이니 요양시실이어노 상관없다. 중요한 것은 임종이 가까워졌을 때 생명을 조금이라도 연장해 줄 방법을 택할지, 아니면 의료기기에 의존하지 않는 죽음을 택할지를 본인과 가족들이 미리 정해 두는 것이다.

어머니가 아버지를 마지막에 집에서 모실 수 있었던 것은, '혼자서 안 되면 마지막에는 병원으로 모시면 된다'라고 생각하고 있었기 때문이기도 했다.

지금 생각해 보면 일반적인 환자와 환자 가족에게는 '눈앞에 있는 사회자원과 어떻게 잘 협력하느냐?'라는 현실밖에 없다. 요즘은 눈앞에 있는 상대에 대한 평가가 매우 엄격해졌고, '더 잘했어야 한다'라는 식으로 비판을 하는 경향마저 짙어졌다. 이런 사고방식은 어느 누구에게도 도움이 되지 않는다. 의료인은 전문적인 공부로 얻은 지식으로 우리 가족들은 할 수 없는 것을 도와주는 사람들이다. 자신이 처한 입장에서 '원하는 것, 부탁하고 싶은 것, 고쳐 줬으면 하는 점' 등을 전달해 얻고자 하는 최선의 결과에 도달하면 되는 것이다.

이를 위해 의료서비스를 받는 환자와 환자 가족도 커뮤니케이션에 대한 의식을 높여야 한다. '전달력'과 '능숙한 감정표현력'을 익히면 소통이 잘 되지 않아 어긋났을 때 궤도 수정을 할 수 있을 것이다. 환자와 환자 가족, 의료인 모두 바라는 목표는 같다. 뭔가 이상하다고 느끼면 그때마다 성의를 가지고 목표를 향하여 상황을 개선해 나가면 된다.

아버지가 암 치료를 받고 돌아가실 때까지 신세를 진 여러 사람들은 내게 그 누구와도 비교할 수 없을 만큼 소중하다. 그때 그들이 거기에 있어 주었기 때문에 아버지가 돌아가실 때의 일이 가능했기 때문이다.

이 에피소드에서 배울 점

이케다 아사코 씨는 아버지가 대학병원에서 받은 암 치료와 퇴원 후의 재택케어 서비스, 임종케어 서비스에 관한 그간의 일들을 회고하고 있다. 환자 가족의 입장뿐 아니라 심리 카운슬러의 시각에서까지 말이다. 진료기록카드와 간호기록도 열람했다. 이 과정에서 이케다 씨는 단절되기 쉬운 커뮤니케이션을 이어 주는 방법과 환자 심리의 배경, 환자와 가족의 심리적 동요 등에 대해 많은 것을 배웠다.

마음에 걸리는 것이나 불만, 원하는 것을 쉽게 말로 표현하지 못하는 환자 심리의 배경에는 '의료인과 잘 지내고 싶다, 의료인이 무섭고 불편하다' 등이 있다. 이를 떨쳐 버리게 해야 환자의 솔직한 기분을 이끌어낼 수 있다.

환자 입장에서는 '평소보다 처치가 늦어지거나 순서가 다를 때, 질문을 했는데 답변이 없을 때' 등 작은 것에서 불만이 쌓이면 나중에 폭발할 수도 있다. 그 작은 불만들을 누군가가 열심히 들어 주기만 해도 스트레스가 해소돼 화를 풀 수 있다.

환자와 의료인은 일과 입장, 그리고 시간의 흐름이 각각 다르다. 그래서 생기는 오해로 서로 상처받고 관계가 악화되는 경우도 있다. 오해가 있다고 판단될 때 상대방의 상황을 이해할 수 있도록 누군가 통역사의 역할을 해 준다면 서로 배려하며 대화를 나눌 수 있다.

사람은 (그리고 환자도) 누구나 '다 알아서 말해 줬으면 좋겠다', '지금은 가만히 내버려뒀으면 좋겠지만 신경은 써 줘야 한다'라는 두 가지 마음 사이에서 갈팡질팡한다. 상대가 두 가지 마음 중 어떤 마음인지 잘 살피면 대화가 수월해진다.

죽음이 가까워진 사람을 대할 때는 무슨 말을 해야 할지 잘 몰라 쭈뼛쭈뼛하기가 쉽다. 이럴 때도 일상적이고 부담 없는 대화를 하면 같이 웃을 수 있고, 평소와 다름없는 대화로 환자를 만족시킬 수 있다.

서로 관심을 갖고 아무렇지도 않게 대화를 나누며 함께 웃을 수 있는 상대가 있으면 '환자'는 '한 사람의 인간'으로 돌아갈 수 있다. 더불어 잘나가던 과거의 이야기를 궁금해 하는 사람이 있으면 환자의 만족도는 올라간다. 환자가 우울한 상태에 빠졌어도 즐거운 대화를 하다 보면 서서히 평온을 되찾는다.

의료인과 환자가 서로를 엄격하게 평가하거나 '더 잘했어야 한다'라는 식으로 비판하는 행위는 아무에게도 득이 될 것이 없다. 서로 존중하면서 '원하는 것, 부탁하고 싶은 것, 고쳐 줬으면 하는 점' 등을 전달해야만 최선의 결과를 얻을 수 있다. 커뮤니케이션에 대한 의식을 높여 '전달력'과 '능숙한 감정표현력'을 익히면 소통이 잘 되지 않을 때 궤도 수정을 할 수 있을 것이다.

가족의 임종케어를 처음 경험한 이케다 씨는, 집에서 임종을 맞을 때도 경험이 전혀 없다고 해서 두려워할 필요가 없다는 사실도 배웠다. 이러한 재택 임종케어를 가능하게 한 것은 무엇일까?

임종케어 경험이 풍부한 방문간호사는 환자와 환자 가족의 죽음을 앞둔 사람을 위해 무엇부터 하면 좋을지 이끌어 준다. 이때 전문가의 도움을 받고 있다는 안도감과 평소와 똑같은 평범한 대화가 죽음을 앞둔 사람들의 일상에 큰 힘이 된다.

가족과 환자는 평소에 대화를 잘하면 심리적 동요나 갈등을 솔직하게 표현할 수 있다. 방문간호사와 왕진의사, 병원은 환자와 환자 가족들의 심리적 동요를 존중하고, 이에 대처하려는 자세도 가져야 한다.

이러한 케어 속에서 이케다 씨의 어머니는 전혀 동요하지 않고 오전과 오후에 두 번 방문한 방문간호사와 함께 남편의 임종을 지킬 수 있었다.

제4장
환자와
환자 가족의 이야기

물음표와
감탄사가 있는 간호

사카키바라 치아키

가나자와 대학교 대학원 소속
지역 환경 보건 간호학 분야 강사다.
에히메 현에서 태어나
이시카와 현 고마츠 시에서 살고 있다.
지역 관공서와 재택개호 지원 센터의 보건사 및
케어 매니저 등을 거쳐
2006년부터 현직에 있다.
일본요실금치료협회 호쿠리쿠 지부장을 맡고 있다.
지역에서는 '생명 존중 도시 조성 포포포네트'의
이사장으로서 생명과 식(食), 배설을 키워드로 한
독특한 모임을 꾸준히 이어가고 있다.

열네 번째 수술을 받다

나는 2009년 여름휴가를 이용해 자궁근종 전적출수술을 받았다. 그로부터 대략 1년 전에 계단을 오르면 숨이 차는 등 빈혈 증상이 나타났었다. 하지만 나는 이런저런 이유로 방치했다. 결국 내과 정기검사에서 빈혈이라는 진단을 받았다. 생리량도 늘었기에 산부인과에 갔더니 자궁근종 진단도 받았다.

그동안 여러 차례 병치레를 한 내가 이 진단을 받은 것은 마흔 일곱 살 때였다.

어머니도 마흔일곱 살에 두개저(頭蓋底)[50] 종양 및 골 전이로 돌아가신 게 생각났다. 그래서 전지전능한 존재로부터 시한부 선고를 받은 듯해 기분이 매우 가라앉았다.

조혈제[51] 치료를 세 달 동안 계속 받았지만, 빈혈 증상이 좋아지지 않아 수술을 결심했다. '또 수술이야?' 벌써 열네 번째 수술이었다. 차로 출근할 때 중간에 쉬어야 할 정도로 일상생활에 지장이 생겼다. 그래서 일단 수술을 해서 나를 힘들게 하는 빈혈에서 해방되고 싶었다.

복부수술은 여섯 번째였다. 자궁근종수술을 받은 많은 지인들은 자신들의 경험담을 들려 주면서 하나같이 "괜찮아. 오히려 속 시원할 거야"라며 등을 떠밀었다.

입원 전날 밤에는 남은 일을 처리하느라 귀가가 늦었다. 하지만 남

---

42 환자가 과거에 경험한 질병 – 옮긴이
43 외부 상처가 없이 내부조직이나 장기가 손상을 받은 상태 – 옮긴이
44 횡행결장과 후복벽을 연결하는 복막의 2중엽 – 옮긴이
45 췌장 내부나 주변에 생기는 다양한 크기의 낭포 – 옮긴이
46 엄지발톱이 살을 파고 들어가는 것 – 옮긴이
47 입안과 식도 사이에 있는 소화기관 – 옮긴이
48 외부, 점막, 장막 등의 면에 줄기를 가지고 돌출된 것 – 옮긴이
49 갑상선이 커져서 목 부위가 부풀어 오르는 증상 – 옮긴이
50 두개골 중 두개강의 아래쪽을 구성하는 부위의 총칭 – 옮긴이
51 혈액, 특히 적혈구를 증가시키는 의약품 – 옮긴이

편과 한창 먹을 나이인 세 아들을 위해 함박스테이크와 카레를 만들어 냉장고를 채워 놓았다. 입원 준비를 하면서 전부터 읽고 싶었던 서머싯 몸의 《인간의 굴레》와 무라카미 하루키의 장편 소설을 챙겼다. 수술이 끝나면 여유롭게 독서할 시간이 있을 것이라 생각했다.

표준 진료지침대로만 하면 문제 없다?

입원하는 날 이른 아침, 창으로 강한 햇볕이 들어오고 있었다. 일상에서 비일상적인 곳으로 떠나는 여행이었다. 이전에 교통사고를 당했을 때와 신장결석이었을 때는 갑자기 입원했었다. 그래서 계획을 세워 입원하는 것은 제왕절개수술 이후 처음이었다.

병실로 가서 수술과 입원에 대해 의사와 간호사로부터 설명을 들었다. 표준 진료지침대로 입원생활이 시작됐고, 수술 전 치료와 케어가 진행됐다. 이제 옷만 갈아입고 누우면 '자궁근종 적출수술을 받을 환자'가 된다. 그런데 표준 진료지침대로만 하면 아무 문제가 없어 보인다는 사실이 이상했다. '과연 그럴까?'

수술 당일의 표준 진료지침은 안정도는 자유, 아침은 금식, 검사를 위한 링거와 내복약 확인, 짐과 서류 제출, 11시 이후부터 엑스레이 검사와 신장기능검사, 청결을 위한 샤워, 입원 시 설명, 기타 탄력스타킹과 복대 사이즈 확인 후 구입이었다. 이어 혈압 측정과 항생제 검사, 복부 제모까지 무사히 마쳤다.

그런데 간호사 중 누구 하나 내 배에 있는 그 많은 수술자국에 대해 뭐라 말이 없었다. 나의 기왕증을 확인하고 놀라는 간호사도 없었다. '나처럼 열네 번이나 수술을 받는 사람이 그렇게 많나?'라는 생각까지 들었다. 그러고 보니 내 직업이 간호사라는 점에도 별다른 관심을 보이지 않았다. 물론 표준 진료지침에는 '기왕증 확인'이나 '직업 확인' 항목은 없었다.

수술은 무사히 끝났고, 시간도 하루하루 흘렀다. 입원한 12일 동안 같은 간호사에게 처치를 받는 일은 거의 드물었다. 내 담당간호사는 누구인지, 이 병동의 수간호사는 누구인지 알 수 없었다. 하물며 의사도 수술을 받고 나니 매일 바뀌었다. '표준 진료지침이 과연 환자를 제대로 케어할까?'라는 생각에 빠져 있는데, 갑자기 오한이 났다. 약간 미열이 있었던 것 같다. 그러나 나는 표준 진료지침대로 퇴원했다. 집에 도착하자마자 고열이 나 외래진료를 받기 위해 병원을 다시 찾았다. 다음 날 고열의 원인이 요로감염증 때문인 것으로 드러나 매일 두 번 링거를 맞기 위해 병원에 가야 했다.

사람 대 사람으로 마주했으면

이런 일을 겪으면서 간호로 할 수 있는 것은 무엇인지 오랜만에 떠올려 보았다. 요로감염을 일으키는 요인의 키워드는 '수술 후', '방광유치카테터 삽입', '기왕(旣往)의 신장결석', '청결 유지의 어려움' 등이다. 내 수술 후의 상태를 되짚어 보니 다 맞아떨어졌다.

그런데 표준 진료지침에는 '성인용 기저귀 교환 시간'에 대한 항목이 없었다. 수술 후 시간이 한참 지나 기저귀를 스스로 갈게 될 때까지 간호사가 기저귀를 한 번도 갈아 주지 않았다. 그것은 표준 진료지침 때문이었을까?

게다가 간호사는 매일 바뀌는데도 그 변화를 알아차리지 못했다. 그래서 환자 스스로 '전날과 오늘의 차이'를 간호사에게 말해 주어야 했다. 환자가 신경 써서 말하지 않으면 숫제 알려고도 안 했다.

시계열로 된 매뉴얼이 있고, 케어도 있다. 표준 진료지침도 있다. 그러나 나는 처음부터 뭔가 부족하다고 느꼈다. 실제로 퇴원하자마자 바로 외래를 찾는 상황을 마주했다.

비슷한 시기에 마흔 살인 간호사 친구가 오른쪽 유방에서 암이 발견된 지 10년째 되던 해에 왼쪽 유방에서도 암이 재발해 수술을 받기 위해 13일간 입원했다. 그래서 친구에게 "간호사들 어땠어?"라고 묻자 "특별한 거 없었는데"라고 대답했다. 그 친구의 말은 곧 간호사들이 얼마나 바쁘고 힘든지 알기 때문에 '아무것도 기대하지 않았다'라는 것이다.

"그럼 재발에 대한 케어는 없었어?"

"아무것도 없었어."

"그래서?"

"간호사 얼굴도 기억 안 나."

"말도 안 돼. 어떤 간호를 받고 싶었어?"

"글쎄, 13일 입원해 있는 동안 딱 1분만이라도 좋으니까 나를 인간으로 대해 줬으면 하는 생각은 들었어."

그러고 보면, 의료인이 환자의 인생스토리에 정말 잠깐만이라도 '진심 어린 관심'을 가지고 있음을 보여줄 필요가 있다. 내 친구의 바람처럼 의료인과 환자가 사람 대 사람으로 마주하려면 말이다. 그래야 환자는 자신이 관심을 받고 있다는 점 때문에 '병에 걸린 현재의 자신'을 긍정할 수 있게 된다. 현재를 긍정하게 되면 병에 걸렸어도 감사하는 마음이 생겨 의미를 찾고 행복해질 수 있다.

간호사에게 '만남'은 일종의 기술이다. 환자를 '진심 어린 관심'을 가지고 사람으로서 대하면 간호는 깊이를 더하고 환자의 희망이 무엇인지도 알게 된다. 인간 대 인간의 관계성을 중심에 두는 것은 케어하는 사람과 케어받는 사람의 쌍방향성과 상호성장이라는 관계성으로 이어진다. 밀턴 마이어오프[52]와 넬 나딩스[53]의 케어링의 기본 개념에 있는 것처럼 말이다. 환자와는 사람 대 사람으로 만난 것이며, 간호는 단순히 업무일 뿐이 아니라는 점을 몸소 느꼈을 때 비로소 간호가 기쁘고 즐거울 것이다.

'진심 어린 관심'에 대해 2014년 104세의 나이로 세상을 떠난 시인 마도 미치오[54]가 이런 교훈을 주고 있다.

52　케어링 연구의 선구자로 1960~1970년대에 케어링에 대한 논고를 발표했음. 《케어의 본질》이라는 저서가 있음
53　1980년대에 교육학분야에서의 케어링 이론을 체계화했고, 케어하는 사람과 케어받는 사람의 관계성에 주목함. 《케어링 윤리와 도덕의 교육》이라는 책을 썼음
54　《코끼리 아저씨》 등 많은 동화로 유명함

"인생은 물음표와 감탄사로 점철돼 있습니다. 세상의 다양한 사건에서 물음표와 그 해답을 찾으면 감탄사가 나옵니다. 요즘 같은 세상에 이 두 가지면 충분하지 않습니까? 삶의 보람은 물음표와 감탄사면 충분히 찾을 수 있습니다."

간호에 필요한 철학도 물음표와 감탄사라는 생각이 든다. 진정한 간호는 "환자의 호흡은? 환자의 배설은? 환자의 희망은? 환자의 인생은?"이라는 물음표로 시작해야 하지 않을까?

이 에피소드에서 배울 점

30대에 마주오던 차와 정면 충돌하는 큰 사고로 생사의 갈림길에서 섰다 가까스로 살아남은 사카키바라 치아키 씨. 그 이후에도 여러 번의 수술을 이겨내야 했다. 이 이야기는 세 아들을 둔 바쁜 워킹맘 사카키바라 씨가 마흔일곱 살에 열네 번째 수술을 받았을 때의 경험담이다.

이 글은 먼저 표준 진료지침의 역할에 대해 다시 한 번 생각하게 해 준다. 정형적·표준적인 케어의 흐름을 빠짐없이 제공하는 데는 표준 진료지침이 효과적이다. 환자에게 설명을 할 때도 도움이 된다.

그러나 실제 현장에서는 표준 진료지침에서 벗어나는 경우나, 환자들 각각의 사정과 희망사항에 맞춰 신속한 판단과 정확한 대처를 제대로 할 수 있는 것이 전문가의 능력일 것이다.

환자는 이전까지 다양한 기왕증과 수술, 인생 드라마를 경험하고서 지금 여기 있다. 환자의 병력에 대해 의료인이 아는 척하는 경우도 있다. 하지만 확인할 수 없는 사실이라 아는 척하기 어려운 상황도 물론 있을 것이다. 특히 처음 만나는 환자라면 더 신중할 것이다.

그래서 만남의 기술이 중요하다. '당신에게 관심이 있고 소중하게 생각하고 있습니다'라는 메시지가 상대방에게 부담이 되지 않는 '눈빛과 태도, 말'로 전달되면, 의료인과 환자가 인간 대 인간으로 만나 케어를 주고받는 기쁨이 만들어질 것이다.

극심한 통증으로
병원을 찾아 헤매다

무라카미 기미코

의료저널리스트다.
사회학을 전공했고
일본간호협회의 조사연구와 홍보 분야에서
오래 근무하다 프리랜서가 된 뒤
일본 국내외에서 취재를 계속하고 있다.
두 자녀의 육아를 끝내고
90세 안팎의 노인 환자 세 명을 돌보고 있다.
《마이니치 신문》의 일요판에
'늙음을 받아들이는 즐거운 지혜를 찾아'를
4주에 한 번씩 연재 중이다.

오랜 요통 때문에 디스크 수술을 받다

만성적 요통은 5년 전에 시작되었다. 정형외과에 간 날부터 습포[55]와 진통제를 1년 이상 달고 살았다. 그러다 3년 전 독일로 가서 마음이 잘 맞는 가정의(일본인 여성)를 만났다. 그녀가 권해 주는 워킹과 체조를 꾸준히 했더니 많이 좋아졌다.

그런데 독일에서 일본으로 들어오면서 생활의 리듬이 깨졌는지

---

55 물 또는 약액을 적셔 환부에 대고 염증을 치료하는 헝겊 – 옮긴이

요통이 도지고 말았다. 지인이 걱정하며 소개해 준 침과 뜸 치료에 기대를 걸고 치료원에 다니기 시작했을 무렵의 일이다. 어느 날 갑자기 통증이 너무 심해 병원을 찾다 결국 요추추간판 탈출증(허리 디스크) 긴급수술을 받게 됐다. 언제 어떤 도움을 받았는지 진심으로 감사하는 마음과 함께 이 일의 전말을 소개하고자 한다.

월요일, 오른쪽 다리에 극심한 통증

평소처럼 기분 좋게 잠에서 깬 어느 월요일 아침이었다. 일어나려는 순간 오른쪽 허리에서 다리 끝까지 엄청난 통증이 느껴졌다. 통증은 점점 더 심해져 손가락 하나 까딱할 수 없을 만큼 고통스러웠다. 하는 수 없이 침대에 누운 채 배 위에 노트북을 올려놓고 인터넷으로 병원을 검색해 보았다.

그러고 나서 당시 다니던 침뜸치료원에 전화를 했더니 "통증이 심하면 정형외과에 가서 진찰을 받아 보시는 게 좋아요"라는 대답을 들었다. '그야 그렇지만 지금 내 상태가……'

다음으로 내 마음대로 나의 주치간호사라고 생각하고 있는 친구인 M간호사에게 문자로 설명을 한 다음에 전화를 걸었다. "디스크일지도 몰라. 일단 가까운 병원에서 엑스레이를 찍고 진단부터 받아. 수술하게 되면 좋은 병원을 소개해 줄 테니까, 그건 걱정 마"라며 겁을 줬다(이 친구가 그때부터 내가 수술을 받게 됐을 때에 대비해 여기 저기 알아보고 있었다는 것을 나중에 알았다).

'그럼 어디 가서 진찰을 받으면 좋을까?' 나는 평소 건강 체질이라 클리닉이나 병원에 갈 일이 별로 없었기 때문에 인터넷으로 가까운 병원을 찾는 수밖에 없었다. 집에서 가까운 T대학병원은 지인이 거기서 요통으로 수술을 받고 나서 좋아졌다는 이야기를 들은 곳이다. 하지만 환자가 많아 항상 복잡하다. I병원은 간호사 친구가 권한 곳으로 실적이 좋아 끌리기는 했다. 하지만 꽤 멀어 이 몸 상태로는 도저히 갈 자신이 없었다.

정형외과 내에 요통센터도 있다는 A병원을 찾았는데, 시내에서 가까웠다. 먼저 전화를 걸어 상태를 말하니 초진이었는데도 예약을 받아 줬다. 더구나 다음 날 바로 진찰을 받을 수 있다고 했다. 예약을 하고 나니 안심이 됐다.

마지막으로 그 주에 예정했던 일을 전부 취소했다. 그날 밤은 하루 종일 온몸에 힘을 주고 통증을 참은 탓에 피곤하기도 했고, 가만히 있으면 통증이 없었기 때문에 숙면을 취할 수 있었다.

화요일, 종합안내간호사의 도움을 받다

다음 날 아침 눈을 뜨자 어찌 된 일인지 오른쪽 다리 통증이 다시 심해졌다. 한 걸음 떼는 것조차 고통스러웠다. 2층의 침실에서 몇 걸음 안 되는 화장실을 오가고 계단을 내려오고 서서 이를 닦는 것

등 어느 것 하나 쉬운 동작이 없었다. 그래도 A병원에는 가야 했다.

혼자서는 도저히 안 될 것 같아 남편의 도움을 받아 택시를 불러 렀다. 오른쪽 발의 심한 통증 때문에 앉아 있을 수가 없어 결국 뒷좌석에 누워서 갔다. 시내인데도 생각보다 시간이 많이 걸렸다. 택시 안에서 한참 동안 통증을 견뎌야 했다. 겨우 병원에 도착했을 때 현관에 있는 휠체어가 그렇게 반가울 수가 없었다. 그러나 휠체어 시트에 오른쪽 엉덩이가 닿기만 해도 통증이 느껴져 엉덩이를 반만 걸치고 안으로 들어갔다.

초진진료 접수를 하는 남편 옆에서 휠체어에 어정쩡하게 걸터앉았다. 그때 누군가가 바로 뛰어왔다. 통증 때문에 온갖 인상을 다 쓴 얼굴에 머리까지 푸석푸석해 몰골이 말이 아닌 나를 본 것이다. 그러더니 안전하고 편히 쉴 수 있는 곳으로 휠체어를 끌고 갔다. '지옥에서 부처님을 만나면 이런 기분일까?' 종합안내 간호사였다. 이 베테랑 간호사한테서는 정말 많은 도움을 받았다. 참기 어려운 점을 말만 하면 바로바로 처리해 줬다.

나 : 통증이 너무 심해 앉지도 못하는데 누울 수 없을까요?

간호사 : 누우실 때나 일어나실 때가 많이 아프시잖아요? 진찰 전에 엑스레이 촬영이 있으니까, 그거 바로 받으시고 외래진료실로 가서서 침대에 눕는 게 좋겠어요.

나 : 택시에서 멀미를 한 것 같아요. 뭐 좀 마시고 싶어요.

간호사 : 바로 근처 자동판매기에서 사 올게요. 뭐가 좋으세요?

돈을 건네자 물을 사다 줘서 조금 정신이 들었다.

초진은 현재 상태를 문진표에 기입해야 하지만, 나는 스스로 쓸 수 없었다. 그러자 이 간호사가 나에게 질문을 한 다음 대신 기입해 줬다. 접수창구에서 당황해 하는 남편에게는 남편이 해야 할 일을 능숙하게 설명해 줬다. 남편이 서류를 작성하는 동안 휠체어에 앉아 있는 나를 정형외과 외래창구로 데리고 갔다. 정형외과 외래 간호사에게 상황을 설명하고 "응급으로 처리해서 빨리 누울 수 있게 해 주세요"라고 부탁한 다음 나를 넘겨 줬다.

이 간호사의 침착하고 정확한 대처는 극심한 고통을 무조건 참고만 있던 나에게 정말 고마운 일이었다. 간호사로서도 사람으로서도 베테랑은 든든한 존재다. 이 간호사가 말하길, 실은 자신도 요통이 있어 내 고통을 잘 안다고 했다.

진찰, 긴급MRI, 블록주사

엑스레이실에서는 검사대에 올라가 몸의 방향을 조금만 바꿔도 심한 통증 때문에 움직일 수가 없었다. 간신히 촬영을 마치고 외래로 돌아오자 마침내 침대에 편히 누울 수 있었다.

잠시 후 내 이름이 불려 진찰실로 가려는데 몸이 역시나 움직이지 않았다. 간호사가 내 상태를 알려줘서 의사가 침대 곁으로 와 줬다. 간호사와 의사의 배려가 감사했다.

의사는 "MRI부터 찍고 오늘 블록주사[56]를 맞을 수도 있습니다"라고 했다. 의사는 MRI 예약 스케줄을 확인한 다음 비어 있는 시간대에 바로 넣어 줬다. MRI실에서도 심한 통증 때문에 검사복으로 옷을 갈아입을 수조차 없었다. 그러자 검사실에 있는 간호사가 하나하나 다 거들어 줬다. 그러나 검사대에 오르자 방향을 바꿀 때마다 심한 통증과 싸워야 했다. 검사를 간신히 끝내고 다시 외래 침대로 돌아왔다.

통증과 싸우는 와중에 갑자기 불안해지기 시작했다. '블록주사가 뭐지? 처음 온 병원인데 괜찮겠지? 어쨌든 이 통증만큼은 어떻게든 하지 않으면 큰일이야. 블록주사를 맞아야 한다면 맞아야지. 그래도 보통은 진통제를 써 보고 안 되면 주사를 놓는다고 하던데……. 내가 이런 상황에서 대체 뭘 하고 있는 거지?' 등 온갖 생각이 다 들었다.

MRI 결과가 나오자 의사가 다시 내가 누워 있는 침대까지 왔다. "요추추간판 탈출증이신데 좌골신경을 자극하고 있습니다. 치료법으로 블록주사를 맞는 방법도 있습니다만, 오늘은 일단 진통제를 쓰고 상태를 더 지켜볼까요?"라고 했다.

나는 겁이 나서 결정하지 못했다. 하지만 일단 블록주사는 맞지 않기로 했다. 결국 극심한 통증은 조금도 나아지지 않은 상태에서 다시 택시를 타고 집으로 돌아와 진통제를 복용하기 시작했다. 그러나 누워 있어도 통증은 조금도 가시지 않았다.

---

56 통증의 원인이 되는 부분이나 신경에 국소마취제를 주사해 통증을 줄이는 치료법

수요일, 다른 방법을 찾아야 했다

통증 때문에 잠을 설치고 다음 날 아침을 맞이했다. 진통제를 먹고 가만히 있어도 통증이 심각했다. '이대로는 안 돼. 다른 방법을 찾아야 돼…….' 환자가 된 나의 마음은 계속 동요하고 있었다.

T대학병원은 가깝고 사람들 평도 좋아 전화를 해 봤지만, 소문대로 예약이 꽉 차 진찰을 받으려면 몇 주나 기다려야 한다고 했다.

I병원은 멀지만 홈페이지를 보니 좋아 보였다. 친구인 간호사 M과 계속 문자와 전화로 상의를 한 다음 I병원에서 진찰을 받기로 했다. 전날 갔던 A병원에 전화로 사정을 말하고 MRI영상을 CD-ROM으로 부탁해 남편이 받으러 갔다.

그 사이 나는 인터넷으로 허리 디스크를 검색했다. 상당히 고생스러운 병임을 그때 처음 알았다. 통증은 이제 한계에 다다르고 있었다. 오늘 하룻밤만 어떻게든 참으면 내일부터 치료를 받을 수 있다는 희망을 품었다. 그리고 통증 때문에 잠 못 드는 밤을 하루 더 지샜다.

목요일, I병원 외래에서

이 정도 통증이면 바로 입원할 수도 있겠다 싶어 갈아입을 옷을 하루치 준비하고 택시를 불렀다. 이번에도 역시 통증 때문에 앉아 있을 수 없어 뒷좌석에 누워서 갔다. 한참 뒤에 겨우 도착했다. 생각대로 I병원은 멀었다. 물리치료사가 "이 정도면 구급차를 부르셔도 좋았을 텐데요"라고 했다. '그러게. 구급차는 생각도 못했네. 그렇구나. 이럴 때 구급차를 부르는 거구나.'

통증 때문에 휠체어에 앉지 못하는 나를 보고 베테랑 간호사들이 보행기를 준비해 줬다. 보행기를 잡으니 등이 펴져 힘들지만 걸을 수는 있었다.

의사는 내가 아파하는 모습을 지켜보았다. 그러더니 "이 정도면 수술을 하시는 게 좋을 것 같습니다. 일단 블록주사부터 맞으시지요"라고 담담하게 말했다. 나는 꼭 나아야겠다는 생각에 이번에는 주저 없이 동의했다.

블록주사를 맞기 위해 침대 위로 올라갔는데 통증이 너무 심해서 옆으로 누울 수가 없었다. 의사는 "조금만 더 옆으로 누우세요"라는 말만 계속 했다. 나도 주사를 맞기에 안전한 자세를 잡고 싶었다. 그러나 속만 답답할 뿐 제대로 움직일 수 없었다. 불안정하고 어려운 각도에서 주사를 맞아야 했다. 하지만 주사를 맞고 나니 몸이 한 대 맞은 듯한 느낌이 들더니만 이내 나를 괴롭히던 통증이 거짓말처럼 사라졌다.

"안 아파요! 걸을 수 있어요! 감사합니다!"라며 흥분한 나에게 의사는 웃으면서 "그런데 그게 5분도 안 갈 수 있습니다"라며 겁을 줬다. 그리고 그 사이에 서둘러 MRI를 찍으라고 간호사에게 지시했다.

정말 안타깝게도 의사의 예언은 적중했다. 50분 정도 지나자 다시 통증이 시작됐다. '역시 안 되겠구나. 수술밖에 없어.' 긴급으로 다음 날 내시경적 추간판절제술(MED)를 받기로 했다. 난생 처음 받는 전신마취수술이었다.

입원하자마자 수술 준비

초진을 받은 날이 입원한 날이었고, 그날이 수술 전날이기도 하다보니 수속을 할 게 많았다. 외래와 병동에서 각각 같은 질문을 받고 사인을 했다. 환자는 극심한 통증에 시달리느라 이해력과 판단력이 떨어진다. 그러니 친절하고 꼼꼼하게 설명을 하면 시간이 걸리기 때문에 환자는 더욱 힘들다. 다소 사무적으로 보여도 꼭 필요한 최소한의 설명만 빨리 해 주면 좋겠다고 생각했다.

설명 자료는 나중에 확인할 수 있게 받아 두었다. 특히 수술의 위험성에 대해 알아 두어야겠다는 생각에 해당 부분은 여러 번 읽었다. 서류에 통증의 단계가 있어 체크를 해 보니 모든 항목 모두 '최고 수준의 통증'이어서 놀랐다.

수술 날의 배설과 관련하여 요도카테터를 사용하는 방법과, 침상에 누워 도움을 받는 방법 중 어느 것이 좋겠냐고 물어봐 주었다. 그점은 마음에 들었다. 나는 화장실에 갈 때마다 사람을 부르는 게 싫어 요도카테터를 선택했다.

간호보조사가 "수술 전날이니 샤워할까요?"라며 날 데리러 왔다. 며칠 동안 목욕을 하지 못했지만 "아파서 샤워 못 할 거 같아요"라고 말하자 "도와드릴게요"라고 상냥하게 말했다. 통증 때문에 보행기를 잡고 서 있는 게 고작인 나를 불편함 없이 씻겨 주어 개운했다. 생각해 보니 닷새 만에 하는 샤워였다. 샤워를 하고 나니 죽다 살아나 다시 인간이 된 듯했다.

입원했다는 안도감에 저녁식사도 편히 할 수 있었다. 한밤중에는 좌약식 진통제를 부탁했다.

금요일, 드디어 결단을 내리다

수술실로 가는 동안 갑자기 오른쪽 다리 전체에 심한 통증이 느껴졌다. 우유부단한 내가 '더 이상은 안 돼. 수술밖에 없어'라고 생각하며 완전히 결단을 내린 것은 바로 이때였다.

이동식 침대에 누워 수술실로 들어갔다. 그러자 클래식 음악이 내 귓속을 울리면서 오랜만에 마음이 평온해졌다. 커다란 마스크를 쓴 마취과 의사가 말했다. "졸음이 올 겁니다." 나는 "음악이 좋아요"라고 태평하게 말했다. "계속 듣고 계세요"라고 의사는 상냥하게 말했다. 몸의 힘이 쭉 빠지더니 수술대로 옮겨지는 느낌이 들었다.

잠시 후 "무라카미 씨! 무라카미 씨! 무라카미 씨!"라고 부르는 소리에 눈을 뜨니 의사가 "수술은 잘 끝났어요"라고 말했다. 나는 "감사합니다. 이제 아프지 않아요"라고 말한 것 같다.

마취에서 완전히 깨어나자 목이 따끔따끔하면서 목소리가 잘 나오지 않았다. 기침도 할 수 없었고 가래도 뱉을 수 없었다. 소변을 보고 싶다고 생각한 순간 이미 나오고 있었다. "요도카테터를 했으니까 괜찮은 거죠?"라고 간호사에게 확인했다. 배뇨를 했을 때의 시원한 느낌은 없었다. 가끔 허리에 전과 비슷한 통증이 와서 '또 그런 극심한 통증이 오는 것은 아니겠지?'라는 생각이 들어 무서웠다.

수술 당일은 침상에서 안정을 취하라고 했고 식사도 없었다. 몹시 힘든 하루였다.

토요일, 수술 다음 날

수술 당일에 아무것도 먹지 않았기 때문에 다음 날 아침식사를 맛있게 했다. 그리고 내 몸에 연결돼 있던 많은 튜브가 제거됐다. '허리 복대를 두르고 보행기를 잡으니 걸을 수 있다. 내가 원할 때 혼자서 화장실을 갈 수 있다. 샤워도 혼자 할 수 있다. 아프지 않다!' 이것이야말로 인간 존엄의 기본이다. 정말 기뻤다.

극심한 고통이 사라지자 '어쩌다 이 지경까지 와서 수술을 받았던가?' 그리고 '다른 방법은 없었을까?' 같은 생각이 들었다. 하지만 후회해 봐야 소용없었다.

'입원안내문'이라는 자료에 요추에 부담이 되는 일상생활 동작이 그림과 함께 나와 있어 많은 참고가 됐다. 이런 일을 다시는 겪지 않기 위해 읽고 또 읽었다.

월요일부터 수요일, 수술 후 퇴원까지

'입원안내문'과 '수술설명서'를 여러 번 읽고 나서야 내용을 확실하게 이해할 수 있었다. 이제 TV를 보거나 책도 읽을 수 있었다. 병문안 선물로 받은 꽃다발이 입원생활에 작은 위안을 줬다.

재활이 시작됐다. 나는 '우리집이 2층이기 때문에 계단 오르내리기가 가능해야 한다는 점과 역까지 자전거를 탈 수 있어야 한다는 점, 그리고 지팡이 사용법 등에 대해 물리치료사에게 상담했다. 그러자 바로 계단 오르내리기 연습이 시작됐고, 지팡이도 내 몸에 맞게 조정해 줬다. 그리고 집에서 가능한 다리운동과 일상생활 동작을 배웠다.

수간호사에게 퇴원 일정을 물으니 "화요일에 혈액검사만 끝나면 언제든 가능합니다"라고 했다. 환자와 가족이 편한 날로 정해도 된다는 사실에 놀랐다.

수요일 오후에 무사히 퇴원했다. 택시의 푹신한 시트에 앉으면 혹시나 통증이 다시 엄습해 올까 두려웠다. 그래서 지하철을 타고 집으로 가기로 했다.

많은 것을 묻고 들을 수 있어 감사했다

입원이 처음이다 보니 모르는 일투성이었다. 그래서 병실에 의사나 간호사가 오면 질문을 많이 했다.

나 : 링거 튜브에 기포가 보여요. 혈관으로 들어가서 굳으면
큰일 나는 거 아니에요?

간호사 : 괜찮아요. 링거액에 있는 공기가 온도 변화 때문에 기
포로 변하는 경우가 있어요. 기포는 이 튜브에 많아야
0.3밀리리터 정도로 아주 소량이죠. 방귀나 트림만 해도
나와요."

나 : 수술 받고 퇴원하면 많이 움직이는 게 좋아요? 아니면
가급적 가만히 있는 게 좋아요?

간호사 : 어떤 환자 분은 요통이 좋아져서 너무 기쁜 나머지 입
원 중에 자란 정원 잡초를 뽑으셨데요. 결국 퇴원하신
지 이틀 만에 다시 입원하셨어요. 조심하셔야 해요.

나 : 디스크를 수술로 제거하면 척추 사이가 비어 있는 거
아니에요?

의사 : 디스크가 제거돼 생긴 공간은 점점 매워질 겁니다. 그때
까지는 무리하지 마시고 기다리셔야 합니다. 대신 다 채
워지면 그동안 떨어진 근력을 회복하셔야 합니다.

나 : 일상생활로 돌아가서도 지팡이를 쓰는 것은 어때요?

간호사 : 무라카미 씨는 걸을 수 있으니까 지팡이는 필요 없을
거예요. 그런데 지팡이를 짚고 계시면 주위 사람들이 배
려를 하지요. 사람들 많은 곳에서는 비켜 주기도 하고,
지하철에서는 자리를 양보받을 수도 있어요. 그러니 그
런 효과는 있을 거예요.

간호사가 속으로는 '이런 것도 모르나?'라고 생각했을지도 모른다. 그런데도 끝까지 진지하게 답변해 줘서 환자인 나로서는 궁금증을 다 풀 수 있었다.

퇴원 후 재발을 방지하기 위해서 한동안 재활전문클리닉에 다녔다. 그러면서 내 몸 상태를 고려한 허리 체조와 등 체조를 배웠다. 수술을 받은 지 2년째인 지금은 허리가 조금만 이상해도 바로 체조로 풀고 있다. 그리고 매일 아침마다 요통 방지에 효과가 크다는 워킹을 게을리하지 않고 있다.

이 에피소드에서 배울 점

무라카미 씨는 요통으로 5년 이상 고생하다 결국 통증이 심각해져 병원을 찾아 입원했다. 수술을 받는 과정에서 극심한 통증으로 이성을 잃을 정도의 경험을 처음 겪는 동안 '환자의 시선'이 계속 흔들리고 있었다고 했다.

무라카미 씨가 환자가 되었을 때 제일 힘들었던 일은 병원까지 가는 것이었다. 극심한 통증 때문에 침대에 누워 노트북으로 허리디스크와 의료기관을 검색하고 전화로 확인했다. 그런 다음 진찰 받을 준비를 한 뒤 겨우 병원에 갔다. 병원 외래 현관은 평범한 '입구'지만, 환자 입장에서는 '병원을 찾아야 한다는 큰 미션'을 클리어하고 도달한 결승점처럼 보였을 것이다. 병원 현관도 환자냐 의료인이냐에 따라 상당히 다르게 보일 수 있다는 사실을 깨달은 것이다.

이런 생각을 하면서 병원 안으로 들어간 무라카미 씨를 종합안내 담당 베테랑 간호사가 보고서 달려왔다. 환자의 고통을 바로 알아보고 뛰어와 준 그 간호사는 무라카미 씨에게 큰 힘이 됐다. 이 간호사는 환자에게 뭐가 필요한지 물어 조금이라도 편해질 수 있도록 이것저것 살펴줬다. 이를 시작으로 무라카미 씨는 수술을 위해 입원한 병원에서 큰 도움을 받을 수 있었다. 그리고 나중에 퇴원 후 다닌 재활병원에서도 의료인의 섬세한 배려 속에서 많은 도움을 받았다. 결과적으로 적절한 치료였고, 운이 좋은 경우였다.

요통은 매우 일반적인 질병인 만큼 의료인들이 수많은 환자들을 치료하면서 풍부한 경험을 쌓고 있다는 점도 알 수 있었다. 어떤 질문에든 친절하게 답변을 해 주는 것에 큰 감명을 받은 필자의 사례를 살린다면 얼마나 좋겠는가. 그럼으로써 환자가 궁금한 점에 대해 상담을 받거나 물을 수 있는 커뮤니케이션 시스템(장소와 전화, 인터넷도 포함해서)이 갖춰진다면 더욱 좋을 것이다.

단, 극심한 통증으로 고통받는 환자가 병원을 직접 찾아야 하는 시스템에는 문제가 있다. 적절한 치료에 대해서도 스스로 판단하고 병원을 찾느라 우왕좌왕

하는 것도 환자에게는 매우 고통스러운 일이다.

유럽에서는 건강문제는 무엇이든(진료 분야에 상관없이) 봐 주고, 필요한 전문의에게 연결해 주는 '가정의'가 있다. 지속적으로 경과를 보기 때문에 정확하게 진단할 수 있다. '일본에도 이런 '주치의'나 '주치간호사'가 있다면 좋을 것이다. 초고령사회에서는 이런 의료인이 더욱 필요할 것이다.

환자의 입장에서
함께 생각하는 고지(告知)

무라타 미야비

지방 공무원이다.
어느새 공무원 경력 20년째로,
대부분 의료 복지 관련 분야에서 종사해 왔다.
병원근무와 할머니의 사망을 계기로
자신의 일의 의의를 재인식하게 됐다고 한다.
취미는 맛집 탐방하기.
의학드라마와 만화 보기다.

남편의 폐암 발병, 5년 동안의 투병이 시작되다

우리 부부는 지자체의 보건복지부국 소속이다. 그래서 병원 근무 경험이 있다. 또한 의료전문직에 있는 분들과의 교류도 있어 일반 시민들에 비하면 병원은 익숙하고 친숙한 곳이었다. 그러나 남편이 폐암 진단을 받는 순간부터 우리 부부에게도 병원은 문턱이 높은 곳으로 바뀌어 있었다.

종합건강검진에서 남편(50대)은 '폐에 이상이 있다'라는 진단을 받았다. 그래서 우리 부부는 유명한 암센터를 소개받아 찾아갔다. 처음에는 외과에서 '원발소[57]도 작고 전이도 없어 보이니 절제만 하면 괜찮을 것'이라고 했다. 하지만 멀티CT촬영 결과 림프절로 전이됐다고 해 외과에서 내과로 옮겼다.

외과의사가 "전이가 됐기 때문에 수술 적용 외입니다"라고 했다. 그래서 내과 외래에서 기다리는 동안 나는 생각지도 못한 상황에 매우 동요했다. 대기하면서 구입한 폐암 치료 관련 책을 보다 '림프절 전이는 3기, 5년 생존율 30퍼센트'라는 충격적인 문구를 발견하고는 말을 잃었다. 옆에는 '수술 적용 외'란 말만 듣고 넋이 나가 앉아 있는 남편이 있었다. 이때부터 암과의 싸움이 시작됐다.

객관적인 정보만 들이대는 고지

증상에 대해 환자와 환자 가족에게 어느 정도 구체적으로 설명할지에 대해서는 고지가 거의 원칙이다. 그런데 지금도 의료기관이나 의사에 따라 꽤 다르게 이루어지고 있는 것 같다. 남편이 진단을 받은 암센터는 '객관적인 정보는 모두 환자에게 고지한다'가 기본 방침인 곳이었다.

전이가 확인되자 '세포종'[58]과 '전이 범위'를 특정하기 위한 검사가

---

57 종양이나 감염증의 경우 최초에 생긴 병소 – 옮긴이
58 세포에서 기원한 종양의 총칭 – 옮긴이

이어졌다. 기관지경 검사,[59] 세포생검, 두부(頭部)CT로 검사가 이어지던 3주 내내 "세포를 채취하지 못했다", "현시점에서는 3기고, 만일 뇌 전이가 됐다면 4기"라는 식으로 짤막하고 나쁜 소식만 들었다. 그때마다 남편은 물론 나까지 도마 위에 올려진 산 물고기처럼 숨이 턱턱 막히는 답답한 나날을 보내야 했다.

담당의사인 A의사의 입에서 계속 쏟아져 나오는 정보들을 남편은 더 이상 들으려고 하지 않았다. 그래서 의사에게 물을 것이 있으면 다 내가 대신 물어보아야 했다.

"다 될 대로 되라고 해!"

이런 말이 남편 입에서 나올 때마다 나는 울면서 싸울 수밖에 없는 힘든 하루하루를 보냈다.

마침내 치료 방침이 나왔다. '폐암 3a기, 5년 생존율 15퍼센트, 6개월에서 1년 이내에 재발하는 경우도 많음. 그럴 경우는 못 고침. 항암제와 방사선치료의 병용요법'이라는 상상을 초월한, 도저히 희망을 가질 수 없는 고지였다.

이 무렵 가족들로부터는 "수술이 가능한 병원을 찾아야 하는 것 아니냐?"라는 의견도 있었다. 남편은 절망감 때문에 마음의 문을 꽁꽁 닫아 버린 듯 했다. 그런 남편 앞에서 나는 가족으로서 어떻게 행동해야 할지 몰라 큰 혼란에 빠져 있었다.

---

59 기관지경을 구강을 통해 기관 내에 삽입해 실시하는 검사 – 옮긴이

2인칭 입장에서 상담 방식으로 이루어지는 고지

이때 호흡기암전문의에서 완화케어로 바꾼 B의사를 소개 받아 문자로 연락을 주고받았다. B의사의 첫 번째 문자는 "가까운 친인척의 암 이야기하고 3인칭(일반론으로서의)의 암 이야기는 전혀 다릅니다. 가급적 2인칭 입장에서 상담해 드리도록 노력하겠습니다"였다. 당시 우리는 직장에서 공중위생의와 페이닥터(월급제 의사)로부터 다양한 정보와 조언을 받고 있었다. 충격적인 고지를 받아들이는 방법이나 판단에 많은 도움이 됐지만, 이 '2인칭'이라는 말보다 더 반가운 것은 없었다.

입원 직전에 B의사를 만날 수 있었다. 그때까지의 진찰 경과를 토대로 암 의료에서 내과적 치료가 차지하는 위치(외과 중심의 치료에서 내과적 치료로의 변천), '수술 불가가 곧 살 수 없다'가 아니라는 점, 5년 생존율과 예후에 대한 생각 등 마치 그간 배운 내용을 복습이라도 하듯 이야기가 진행됐다.

B의사가 치료법에 대한 새로운 선택지를 제안하는 것은 아니었다. 그러나 '같은 사실이라도 다른 어휘를 선택해 설명한다면 다르게 받아들여질 수 있다'는 경험은, 절망과 무력감 같은 부정적인 심정뿐이던 나를 적극적이고 긍정적으로 바꿔 놓았다. 그리고 나의 긴 이야기를 듣는 동안 B의사는 중간에 끊지 않고 가만히 들어 주었다. 그런 B의사의 자세를 보면서 '남편을 지키기 위해 강한 척해 왔지만, 실은 정말 힘들고 고독했던 내 마음을 알아줬다'는 사실에 안도감을 느끼

기도 했다.

가족으로서 '2인칭'을 경험한 내 이야기를 남편도 조금씩 받아들였다. 그런 남편의 등을 더 강하게 떠민 것은 남편의 10년 지기 주치의인 동네의원 C의사의 "치료 중이라도 집에 돌아오시면 주치의는 접니다"라는 한마디였다. 이 말도 남편에게는 2인칭이었다.

"함께 고민해 갑시다"라는 말

암센터의 담당의사인 A의사의 설명에 잘못된 부분은 없었다. 단지 "수술 적용 외"라든가 "5년 후에 살아남을 확률 15퍼센트, 재발하면 고치지 못한다"라는 등의 직접적인 표현에 동요하지 않을 사람은 없을 것이다. 그런 말을 듣고 자신의 생각을 제대로 전달할 수 있는 환자와 가족 역시 그리 많지 않을 것이다. 게다가 페이닥터는 많은 환자를 담당해야 한다. 그래서 환자, 환자 가족과 담당의사 사이에는 서로 노력을 해도 여간해선 좁혀지지 않는 커뮤니케이션 문제가 존재한다.

그렇다 하더라도 "지금까지의 데이터로 볼 때 이 치료가 최선입니다"라고 사실을 있는 그대로 전달하는 자세와, "다양한 생각과 데이터가 있지만, 어떤 치료법이 좋은지 함께 고민해 갑시다"라고 2인칭으로 대화를 나누는 자세에 대한 환자와 환자 가족이 느끼는 체감은 크게 다르다.

우리를 2인칭으로 대하는 B의사를 만나고 나서 우리는 "우리가 주체적으로 임하지 않으면 안 된다"라는 사실을 깨달았다. 곧바로 입원한 남편은 전처럼 자포자기하는 모습을 보이지 않았다. 매일매일의 상태와 치료 내용, 의사와 간호사에게서 들은 설명을 모두 직접 기록하는 등 각오를 다지고 치료에 임하는 모습을 보였다.

입원 중인데 탈수?

입원 중 치료는 '항암제치료 4사이클과 방사선치료 30회'로 잡혔다. 두 달 후 '두 번째 사이클과 방사선치료 종료 후 일시 퇴원'이라는 힘든 스케줄이 나왔다.

남편은 투병 두 달 동안 항암제 부작용과 싸워야 했다. 구토와 식도염을 가까스로 견디며 식사와 수분 섭취를 간신히 했다. 주위 환자들은 식사가 점점 불가능해진다는 판에, 남편은 계획된 치료를 받기 위해 사투를 벌이고 있었다.

일시 퇴원하는 날 병실로 데리러 갔더니 남편은 홀쭉하고 창백하면서도 누런 빛이 도는 얼굴을 하고 넋을 놓고 앉아 있었다. 전주부터 식도염이 악화돼 물을 잘 마시지 못했고, 발열 증상이 반복되면서 수분조차 만족스럽게 섭취하지 못했기 때문이다. 나는 아무래도 남편이 탈수 증상을 보이는 것 같아 '입원을 한 상태인데 어떻게……'라며 어이없어 하고 있었다. 그런 나에게 A의사와 담당간호사가 건네 준 요양계획서에는 '수분 섭취에 힘써 주세요'라는 문구가 한 줄 적혀 있을 뿐이었다.

퇴원한 다음 날, 평소에 다니던 동네의원의 C의사를 찾아 갔다. 다음 3사이클을 위해 입원할 때까지 열흘도 안 되는 일시 퇴원 기간이 있었다. 그동안 남편이 조금이라도 기운을 차리게 하기 위해서였다. 남편을 본 C의사가 처음 한 말은 "많이 마르셨네요"였다. 수분 섭취와 영양 보충에 대한 상담부터 시작했다. 퇴원 직전부터 시작된 발열은 장기간 입원으로 인한 스트레스와 수분 부족 때문일 수도 있다며 링거를 놓아 주었다.

남편이 이렇게 말라서 퇴원한 것은 지금도 이해할 수 없다. 입원 중에는 수분 섭취량과 배설량이 꼼꼼히 기록되고, 담당의사와 간호사도 환자의 안색을 보면 탈수라는 것을 몰랐을 리 없었을 것이다.

곰곰이 생각해 보니 짐작 가는 것이 있었다. 내가 병실에 들어갔을 때 남편의 발열이 갑자기 시작된 적이 있다. 너스콜을 눌러 간호사를 불렀더니, 간호사는 얼음주머니와 해열제를 가지고 왔다. 그때 와들와들 떨면서 고열에 시달리는 남편에게 간호사가 건넨 말은 "저녁은 어떻게 하시겠어요?"였다. 이 무렵 남편은 식도염 때문에 통증을 완화하는 물약을 식사 30분 전부터 먹지 않으면 아무것도 넘기지 못하는 상태였다. 그런데 며칠 전부터 물약이 얼마 남지 않았다는 이야기를 간호사에게 했는데도, 어찌 된 일인지 약을 주지 않았다. 수분도 충분히 섭취하지 못해 발열이 나 와들와들 떨고 있을 때 그런 말을 들으니 너무 화가 났다. 남편과 나는 마치 약속이라도 한 듯 "이 지경인데 어떻게 밥을 먹어요?"라며 언성을 높이고 말았다.

간호사에게는 고통스러운 증상을 제일 먼저 말할 수 있어야 한다. 그런데도 간호사에게 우리의 의향이나 상태가 제대로 전달되지 않아 약이 떨어진 것이다. 그 때문에 탈수증상도 나타났다. 이게 원인이 돼 발열로 발전한 것이 남편에게 상당한 스트레스를 주었을 것이다.

방문간호의 지혜

암환자와 가족에게 식사는 큰 고민거리 중 하나다. 방사선치료의 부작용으로 나타나는 식도염, 항암제치료의 부작용인 구토, 미각과 후각의 변화가 생기는 상황에서 꼭 필요한 최소한의 영양을 어떻게 섭취할지 등은 크게 고민되는 일이 아닐 수 없다. 가족들은 이것저것 준비를 하고, 환자도 그런 가족들의 마음을 생각해 조금이라도 먹어보려 한다. 하지만 환자는 잘 먹지 못하는 것이 현실이다. 우리 집도 마찬가지였기 때문에 식사 준비가 가장 어려웠다. 그렇지만 예정대로 치료를 진행하기 위해서는 빈혈을 개선해야 했다.

친구인 방문간호사에게 상의를 했다. "참치나 가다랑어 같은 붉은 살 생선에 있는 철분은 단백질과 함께 섭취가 돼. 게다가 흡수도 잘돼서 빈혈에 좋아. 일상생활도 중요하니까 잘 지내고"라고 가르쳐줬다. 회는 나도 준비하기 쉽고 부작용으로 고생하는 남편도 어렵지 않게 먹을 수 있었다. "더위 먹기 쉬운 여름에는 통조림 포타주 스프도 영양식으로 훌륭해. 칼로리도 있고 흡수도 잘되거든. 신경 별로 안 써도 영양을 섭취할 수 있으니까 준비 해 봐"라는 조언까지 들으니 마음이 든든해졌다. 친구의 직업은 방문간호사다. 그래서 확실히 '한 사람 한 사람의 생활에 눈높이를 맞춘 조언'을 해 줬다. 투병 중에 체력 관리를 하는 데도 친구의 조언이 큰 힘이 됐다.

동네의원의 의사와 간호사의 1차 의료

암센터에서 넉 달에 걸친 힘든 치료를 마친 남편은, 동네에서 항상 다니던 의원의 C의사에게 갔다.

대부분의 개업의들이 그렇듯 C의사도 혼자 진료했다. 그 병원에서는 우리 동네에서 담력 좋기로 유명한 간호사(일명 주임님)가 보조를 맡고 있었다. 약 15년 전에 이 진료소가 개업했을 때부터 일하던 주임이었다. 우리 식구 모두 이 병원을 다니게 된 이유는 C의사의 친절한 설명과, 모든 가능성을 두고 진단하기 때문에 진단의 정확성이 높다는 점 때문이었다. 여기에는 이 주임의 역할도 한몫했다.

환자의 얼굴을 기억하고 적절한 조언을 하다

처음에는 환자가 적고 한산한 의원이었다. 헌데 우리처럼 지역이나 구청 등에서 일하는 사람들이 귀갓길이나 토요일에 자주 찾고 잘 고친다는 소문이 나면서 항상 환자들로 북적였다. 특히 만성질환환자들이 많았는데, 주임은 그 사람들의 얼굴을 하나하나 다 기억했다.

주임은 초음파검사를 정기적으로 받는 환자는 받을 시기가 되면 예약을 하라고 알려 주고, 당뇨수치검사를 해야 할 때는 '다음 진료 때는 공복으로 내원해야 한다는 점' 등을 빠뜨리지 않고 안내했다.

검사에 대한 설명은 C의사가 맡았다. 하지만 환자가 이 내용을 잊지 않도록 다시 확인한 뒤 환자를 돌려보내는 것이 주임의 역할이었다. 환자가 많지 않을 때는 환자의 푸념을 들어 주기도 했다.

대기하는 동안의 섬세한 배려

의원이 좋다는 소문이 나니 어쩔 수 없이 대기시간이 길어졌다. 특히 토요일은 오후 1시까지 진료를 보는 데다 직장에 다니는 사람들이 병원 가기 가장 좋은 요일이라 환자가 몰렸다. 그래서 길게는 두 시간 정도 기다릴 때도 있었다. 오래 믿고 다니는 곳이다 보니 '환자가 많은 것은 좋은 일'이라고 생각하면서 바쁘지 않은 시간을 골라갈 때도 있었다. 하지만 환자 입장에서는 병원에서 오래 기다리기가 상당히 힘들다. 게다가 빌딩 한쪽에 자리 잡은 의원의 대기실은 빈말이라도 넓다고 할 수 없었다.

이럴 때 센스를 발휘하는 것이 바로 주임이다. 안에서 접이식 의자를 들고 나와 서서 기다리는 환자에게 권하고 대기시간을 가늠해 "한 시간 정도 후면 충분하실 것 같으니 볼 일 있으시면 먼저 보고 오세요. 그리고 오시면 꼭 알려 주세요"라고 밝게 말을 건넨다. 그래서 주임이 있을 때는 기다리는 시간에 대한 클레임이 생기지 않는다. 물론 다급한 환자는 C의사에게 알려 순서를 당겨 주기도 한다.

힘든 치료를 해야 하는 환자에 대한 이해와 배려

우리 부부는 꽤 오래전부터 주임을 알고 지냈다. 하지만 이야기를 많이 나누게 된 것은 남편이 폐암에 걸리면서부터다. 남편은 충격적인 암 선고 이후 마음의 문을 굳게 닫아 버렸다. 그에게 C의사는 "자신에게 일어난 힘든 현실을 일부라도 좋으니 받아들이지 않으면 그 힘든 치료를 견뎌 낼 수 없다"라고 했다. 병원에서 확정 진단을 받기 전후로 두 번 부부가 함께 상담을 받던 그날을 잊을 수가 없다.

그날 남편은 처음으로 암 선고를 받은 이후 자신이 얼마나 방황했는지에 대해 입을 열었다. 그리고 어떻게든 치료를 받아야겠다는 의지가 생긴 듯했다. "이제 겨우 한 고비 넘겼다. 그래도 아직 갈 길이 너무 멀다"며 울면서 진료실을 나온 나에게 주임은 말없이 티슈를 건넸다. 주임은 오래 봐 온 환자와 가족이 인생에서 힘든 시기를 보내고 있다는 사실과, 그 기분을 공감하고 걱정해 주고 있었다.

이후 얼마 안 돼 입원한 남편은 병원의 지시대로 "부작용 대책이 될 식사와 수분 섭취"를 위해 애를 썼다. 남편은 암 선고를 받고 실의에 빠져 있던 때와는 전혀 다른 사람이 돼 있었다.

1차 치료의사가 큰 역할을 하다

남편이 크게 달라진 것은 사실이나, 입원 중일 때는 역시나 좌절의 연속이었다. 남편은 임상연구를 위한 시험적 치료에 참여하지 않겠냐는 권유를 받고 동의서에 사인했다. 하지만 사흘 후 '적용 외'라는 결과를 듣고 좌절했다. 혈액검사 결과에 따라 첫 번째 사이클 마지막 날 투여될 예정이었던 보조적 항암제가 취소됐을 때도 좌절했다.

그러자 남편은 검사를 할 때마다 병원으로부터 데이터를 받아 이해가 안 가는 부분이나 확인하고 싶은 점이 있으면 나에게 "담당의사의 의견을 듣고 오라"고 부탁했다. 남편이 치료에 적극적으로 나서자 마음이 한결 든든해졌다.

나는 C의사에게 금요일 저녁이나 토요일 낮에 시간을 잡아 궁금한 점들을 확인했다. 진찰이 아니었기 때문에 진료시간이 끝나는 시간에 맞춰 전화를 하면 항상 주임이 전화를 받았다. 그러면 나는 "남편이 선생님께 여쭙고 싶어 하는 것이 있고, 제가 데이터를 갖고 있어요. 의사선생님께서 시간을 내주실 수 있을까요?"라고 부탁을 하는 것이다.

남편이 궁금해 하거나 불안해 하는 점에 대해 C의사는 문헌도 참고하면서 정말 꼼꼼하게 설명해 줬다. 남편에게 전달하려면 내가 먼저 이해해야 했기에 아무래도 시간이 걸렸다. 병원을 나올 때 "늦게까지 죄송합니다"라며 미안해 하는 나를 따뜻하게 배웅해 주는 사람도 주임이었다. 이 의원은 퇴근이 늦어져도 1차 치료의사의 파트너로서 '환자의 생활과 어려운 점에 대한 상담도 자신들의 역할'이라는 사명의식을 갖고 있었던 것 같다.

가족의 건강한 생활에서 빼놓을 수 없는 동네의원

남편이 입원한 지 3년이 지난 2011년, 이번에는 내 몸에 문제가 생겼다. 동일본대지진 때 지자체의 건강위기관리부문에서 일하던 나는, 휴일도 없이 깡으로 버티는 생활을 넉 달 정도 이어 가고 있었다. 그리고 여름에 인사 이동으로 환경이 바뀌자 컨디션이 악화됐다. 회의 중에 갑자기 눈앞에 있는 자료가 눈에 들어오지 않더니, 가슴의 심한 두근거림 때문에 앉아 있는 것조차 힘들었다. 회의가 끝나자마자 바로 조퇴하고 C의사에게 갔다.

C의사의 진단 결과는 자율신경실조증[60]이었다. 약을 처방 받고 다음 날은 휴가를 내고 쉬었는데도 증상이 심해져 병원에 전화를 했다. 평소와 다름없이 주임이 전화를 받았다. 나는 "지금 가도 될까요?"라고 물었고, 주임은 "많이 안 좋으신가 봐요. 지금 바로 오세요"라고 했다. 의지할 곳이라고는 이곳밖에 없어 단숨에 달려갔다. 주임은 대기실 소파에 눕게 해 주는 등 대처를 잘해 줬다. 지금도 컨디션에 기복은 있지만 조금씩 회복되고 있다.

---

60 자율신경계와 관련된 교감, 부교감 신경계의 이상으로 발생하는 증후군 - 옮긴이

이렇게 '우리 동네 사람들의 생활 속에서 빼놓을 수 없는 의원'을 꾸려나가는 C의사와 주임은 우리 동네의 보물 같은 존재다. 동네 술집 같은 곳에서 나이 드신 분들이 건강에 관한 이야기를 많이 하는데, 그럴 때마다 이 의원 이름이 오르내리곤 한다. '둘이서 하는 거니까 효율적으로 굴러가게 우리도 협조를 잘 해야 한다'라는 이야기 등이 들리곤 한다.

자칫 초라해 보일 수 있는 1차 의료의 최전선은 환자가 열 명 있으면 열 명 모두 생활과 가치관, 고민이 다르다. 이를 다 지탱해 주는 일은 대단히 힘들고 끈기가 필요한 일이라고 생각한다. 가족관계까지 고려해 한 사람 한 사람의 건강을 지키고 있는 것이다.

어느 연말이었다. 마지막 진료일에 나는 주임에게 "올해도 정말 여러 가지로 감사했어요"라고 인사했다. 지역의사회 이사가 된 C의사는 점점 바빠져 주임도 그만큼 신경 쓸 일이 많아진 것 같았다. 그러나 앞으로도 쭉 C의사와 한몸인 것처럼 협력하여 우리 동네 사람들을 위해 힘써 주기를 진심으로 응원하고 있다.

치료방침을 결정할 때의 혼선

무사히 5년째를 맞은 우리 부부는 남편과 나의 감정 기복을 그때그때 받아 주는 의료진 덕에 오늘의 우리가 있다고 생각한다. 치료방침에 대한 의사결정을 할 때의 혼선과 관련된 에피소드를 지금에서야 겨우 이야기할 수 있게 된 것도 그 덕분이다.

수혈 여부를 두고 갈팡질팡하다

남편이 항암제치료의 마지막 단계인 네 번째 사이클에 들어가기 직전에 암센터의 외래진료실에서 이런 말을 들었다. 헤모글로빈수치가 6.0 이하로 떨어져 다음 치료를 시작할 수 있을지 애매하다는 것이었다.

담당인 A의사는 "수혈을 받는 게 좋습니다. 몸에도 좋고 헤모글로빈 수치도 바로 올라가니까요. 그러면 예정대로 마지막 사이클에 들어갈 수 있습니다. 지금 결정하시면 오늘 수혈 받을 수 있습니다. 입원 후 받아도 되는데, 어떻게 하시겠습니까?"라고 말했다. 우리 부부의 최우선 목표는 계획대로 치료를 받는 것이었다. 그래서 바로 동의하고 평소와 다름없이 여러 장의 '안내문과 동의서'에 서명했다.

모든 서명이 끝나고 수혈 전 검사를 받으려는 순간 남편이 의사에게 "몇 시에 끝납니까?"라고 물었다. 그러자 A의사는 "저녁에는 끝납니다"라고 말했다. 반나절은 걸리는 셈이었다. 그러자 남편은 갑자기 "그럼 수혈은 안 받겠습니다"라고 하는 것이 아닌가! 나는 "무슨 소리야? 계획대로 치료를 받고 싶다고 했잖아. 그래서 통증도 참고 여기까지 애써 온 거잖아. 위험성도 다 인지한 상태에서 동의했잖아"라며 나도 모르게 다그치듯 말했다. A의사는 나의 이런 반응에도 사무적으로 "말씀 드렸듯이 꼭 지금 수혈을 받으셔야 하는 것은 아닙니다. 입원해서 받으셔도 되니까, 오늘은 안 하시는 걸로 하죠"라며 명쾌하게 수혈을 중단시켰다.

수납창구에서도 우리 부부의 언쟁은 계속됐다. 남편은 몹시 지친 듯이 "저런 곳에서 반나절이나 있고 싶지 않아"라고 말했다. 남편은 병원에서 힘든 치료와 부작용, 쾌적하다고 할 수 없는 요양생활을 보냈다. 그래서 이전에는 업무상 익숙했던 병원이 이제 남편에게는 고통을 주는 존재 그 이상도 그 이하도 아니었던 것이다. 남편이 그토록 싫어하는 모습을 보니 나도 더 이상 아무 말도 할 수 없었다.

그러자 이번에는 A의사에게 화가 났다. 수혈을 그 정도로 권해 놓고 환자 본인이 의사를 뒤집자 그렇게 쉽게 받아들였기 때문이다. 어이가 없었다. 아니, 그보다 그때까지의 치료가 순조롭게 진행되고 있는지에 대해 한마디 언급도 없었다. 그저 "치료가 끝나고 이야기하죠"라는 말만 했다.

집에 와서도 나는 찜찜한 마음이 가시지 않았다. 암 선고 후 2인칭으로 상담을 해 주는 B의사에게 전화로 이 일에 대해 이야기했다. B의사는 "헤모글로빈수치가 6.0이라고 해서 무조건 치료를 미뤄야 하는 것은 아닙니다. 하지만 환자 부담이 상당히 클 겁니다. 조금이라도 편히 쉬면서 체력을 키우기 위해서라도 수혈을 권해 드립니다"라고 했다. 권태감이나 식도염으로 인한 목의 통증 때문에 일상생활이 어려워졌다는 것은 남편이 제일 잘 알고 있었다.

결국 다시 암센터의 A의사에게 전화를 걸어 "너무 힘들어 해서 아무래도 입원 전에 수혈을 받아야 할 것 같습니다"라고 말했다. 그런데 A의사는 "입원해서 받으셔도 되니까 그냥 집에서 요양을 하시죠"

라고 했다. 남편은 이 과정에서 신경을 많이 써 진이 빠진 듯 보였다.

나는 점점 더 화가 나고 불신감이 더 커졌다. 그렇다면 입원해서
받아도 되는 수혈을 대체 무엇 때문에 '외래로 수혈'을 받으라고 권했
는가! 나는 너무 속상하고 화가 나서 울면서 B의사에게 전화했다. 내
전화를 받고 놀란 B의사는 일단 전화를 끊고 여기저기 알아본 다음
며칠 후 문자를 보내 왔다. '남편이 다음에 입원할 때는 담당의사인
A의사가 해외 학회 참석으로 자리를 비우게 된다. 그 사이 B의사의
지인인 D의사가 이 병동을 맡을 텐데, 미리 이야기를 해 놨으니 우리
부부의 이야기를 들어 줄 것이다'라는 내용이었다. 이렇게까지 해 줄
것이라고 생각도 못했던 터라 미안한 마음이 컸다. 하지만 그냥 감사
히 받아들이기로 했다. 그리고 다른 의사의 소견도 들어 보고 싶었다.

사람 사이의 궁합은 분명히 있다

마지막 사이클을 위해 입원한 첫날, 드디어 D의사와 이야기를 나
눌 수 있었다. D의사는 초진 때부터 찍은 CT 자료를 시계열로 보여
줬다. "현 시점에서 단정은 지을 수 없습니다. 하지만 이 사진을 봐서
는 치료의 성과는 분명히 나타나고 있습니다. 처음보다 종양이 작아
졌습니다"라고 했다. 그래서 '그럼 조금만 더 버텨 보자'고 생각했다.

그리고 A의사에 대한 불만도 이야기했다. D의사는 "어떤 말씀이신
지 알 것 같습니다. 하지만 다른 시각에서 보면 A의사는 환자들 사이
에서 평판이 매우 좋은 의사입니다"라고 했다. 말을 듣고 보니 A의사
는 맺고 끊음이 분명하며, 휴일에도 열심히 얼굴을 비춰주는 의사였

다. D의사는 "담당의사도 사람이다 보니 환자와 맞고 안 맞고는 분명히 있을 수 있습니다. 저희 병원에서는 환자분이 원하시면 담당의사를 바꿀 수 있습니다. 정말 안 맞는다고 생각하시면 담당의사를 바꿔 달라고 해도 됩니다"라고 했다. D의사와의 대화는 우리에게는 정말 귀중했다.

담당의사와 환자 역시 사람인 이상 서로 궁합이 맞지 않을 수 있다. 그런 당연한 사실을 잊고 있었다. 궁합이 맞지 않아 정신적으로 부담이 된다면 환자에게 선택할 권리가 있었다. 단, 100퍼센트 마음에 드는 의사를 고르기란 쉽지 않다. 모든 의사가 같은 의학적 판단을 하는 경우도 많다. 그렇기 때문에 여기에 너무 집착하는 것은 우리에게 절대 도움이 되지 않을 것이라고 판단했다.

그리고 지금까지 듣지 못했던 '치료경과와 성과'에 대해 '현 시점에서는'이라는 전제가 있기는 했어도 처음으로 알게 돼 좋았다. 환자와 환자 가족에 따라서 "그때는 치료가 잘되고 있다고 하지 않았나?"라고 나중에 따질 수도 있기에 치료의 성과(특히 내과적 치료의 경우)를 중간단계에서 설명하는 것에 대해서는 의견이 분분할 수 있다.

그러나 좋지 않은 결과는 검사를 할 때마다 알려 준다. 그렇다면 치료를 시작한 다음 그 치료가 효과가 있었다는 정보 역시 알려 줘도 되지 않을까? 힘든 부작용을 견뎌 내고 있는 환자에게 "종양이 작아졌습니다"라는 말 한마디는 병을 이겨내는 데 정말 큰 힘이 되기 때문이다.

선택 번복을 받아들여 주고 지원해 줬으면

의료인은 '환자에게 선택의 기회를 한 번만 주는 것'에 대해 고민해 봐야 한다고 생각한다. 의학의 진보는 환자와 가족에게 무거운 선택을 여러 번 요구한다. 예를 들어 적극적인 치료가 더 이상 효과가 없다는 판단이 나왔을 때, 이후의 요양 장소나 종말기 의료 등은 쉽지 않은 선택이라 결정하기 어렵다. 본인이 처한 환경이나 증상의 변화에 따라 한 번 결정한 선택이 뒤집히는 경우도 있을 것이다.

남편의 경우는 '외래수혈'을 선택해야 했을 때가 그랬다. 처음 수혈 이야기를 들었을 때는 받겠다고 했다가 싫다며 번복했다. 하지만 나중에 "싫었던 것은 수혈이 아니라 병원에 반나절이나 있어야 하는 것이었고, 아무래도 받아야겠다"라고 했을 때, 이를 받아 주는 일이 그렇게 어려웠을까?

사람이 항상 가장 적절한 판단을 내릴 수 있는 것은 아니다. 크고 작고를 떠나 수많은 선택을 해야 하는 의료 현장이 병원 아닌가! 그러니 병원이 힘들고 당혹스러운 당사자들의 선택을 도와주는 곳이었으면 한다.

임 치료를 마치고 신체의 '표준'이 바뀌다

치료가 끝난 지 3년 정도 뒤 남편은 다행히 재발이나 전이 없이 무사히 지내고 있었다. 그러나 암센터의 담당의사인 A의사는 갈 때마다 "괜찮습니다"라고 말해도 실제 생활은 상당히 달랐다. 빈혈이나 신장기능 저하는 좀처럼 회복되지 않았고, 방사선치료의 만기장애도

겹치면서 남편이 예상했던 만큼 순조로운 사회복귀는 어려웠다.

동네의원의 C의사는 "증상이 안정되는 것과 직장에 복귀해 일상생활을 하는 것에는 차이가 있어요"라며 초조해 하는 남편을 위로했다.

2인칭으로 생각해 주는 B의사는 "그 힘든 치료를 이겨내셨기 때문에 몸의 '표준'이 이전과는 달라졌다고 생각하셔야 합니다"라는 말로 그 차이를 조금씩 좁혀 주었다.

'암이 치료되는 것'은 '나쁜 곳을 절제하는 것'이나 '감염증이 낫는 것'과는 차원이 다르다는 것을 이제야 깨닫고 있다. 재발이나 전이가 없더라도 암세포는 남편의 몸속 어딘가에 숨어 있을지 모른다. 그렇게 생각하면 암이 낫는다는 것은 '표준'이 달라진 몸으로 더 긴 시간을 어딘가에 남아 있을지도 모를 암 세포와 함께 느긋하게 살아가는 것일지도 모른다. 우리의 마음가짐도 조금은 달라진 듯했다.

경과 관찰을 위해 암센터를 통원하는 횟수도 서서히 줄었다. 3년째를 넘겼을 때에는 A의사가 "순조롭습니다"라는 말과 함께 가벼운 농담도 던졌다. "6개월에서 1년 이내에 재발하는 경우가 많다"라는 말을 들었는데, 검사를 받을 때마다 "순조롭다"라는 말을 듣다 보니 4년째 됐을 때는 '이제는 괜찮겠지?'하는 생각이 들었다. 그러나 남편은 5년째를 맞을 때까지 마지막 1년이 제일 길었다고 털어놓았다. 암 선고를 받았을 때 들었던 '5년 생존율 15퍼센트'는 의료인과 가족이 상상하는 것 이상으로 환자에게 매우 무거운 수치였던 것 같다.

환자와 의료인의 커뮤니케이션 문제에 절대적인 해결책이 있을 수는 없다. 그러나 우리 부부처럼 스트레스를 많이 받는 환자와 환자 가족에게는 의료인들이 '의료인 대 환자'가 아니라 '당신이라는 2인칭'으로 다가와 준다면 스트레스를 상당히 줄여줄 것이라고 생각한다.

작년 여름 진찰 때 남편은 폐암 치료 후 5년을 무사히 넘겨 암 생존자가 됐다. 그렇지만 건강을 100퍼센트 되찾은 것도 아니고, 암을 완전히 잊고 살 수 있는 것도 아니다. 겨우 5년을 보내면서 아무렇지도 않은 평온한 날들이 얼마나 소중한지 뼈저리게 느꼈다. 앞으로 5년, 10년도 소중히 생각하며 살고 싶다.

이 에피소드에서 배울 점

가족이 장기치료와 요양을 해야 하는 병에 걸리면 증세의 호전과 악화에 따라 다른 가족 구성원도 다양한 영향을 받는다. 무라타 미야비 씨 부부는 암 선고 이후 힘든 치료와 요양생활을 이겨내고 암 생존자가 될 때까지 5년 세월을 보냈다. 그 시간은 암센터 전문의와 간호사, 동네 개업의와 간호사, 친구로서 환자의 입장에서 말하는 의사와 간호사 등 많은 관계 속에서 일희일비의 연속이었다. 이 과정에서는 큐어와 케어의 지속성과 커뮤니케이션에 대한 힌트를 얻을 수 있다.

첫 번째는 '의료인은 어떻게 고지를 하고 환자와 대화하는가?'다. 병명과 증상이 거의 100퍼센트 고지되는 현재, 매우 심각한 내용일지라도 의료인의 자세나 말투에 따라 환자와 가족이 받아들이는 느낌은 하늘과 땅 차이일 수 있다. 환자와 가족이 어떻게 받아들이느냐에 따라 힘든 치료를 잘 이겨낼 수도 그렇지 못할 수도 있다.

의료인은 항상 많은 환자를 봐야 한다. 그래서 한 환자에게 너무 많은 에너지를 쏟기 어렵다. 그러나 환자와 가족은 심각한 병세나 치료에 대해 너무 직접적인 표현으로 이야기를 듣게 되면 의료인이 생각하는 것 이상으로 심하게 동요한다. 그렇기 때문에 환자, 가족과 의료인 사이에는 서로 노력해도 좀처럼 좁혀지지 않는 커뮤니케이션의 틈이 있다는 점을 생각해야 한다. 그러면서 어떻게 대처할지 준비해 둬야 한다.

이때 일반적인 '의료인과 환자'로 마주하는 것이 아니라 가까운 가족이나 친구, 즉 '나와 당신이라는 2인칭'으로 마주하면 커뮤니케이션 문제는 상당히 해소된다. 의료인이 "가급적 2인칭(당신)의 입장에서 상담해 드리도록 노력하겠습니다. 어떤 치료법이 좋은지에 대해서는 함께 고민해 갑시다"라며 2인칭 커뮤니케이션을 하면, 환자와 환자 가족은 '자신들이 주체적으로 임해야 한다'는 각오를 다지고 치료에 임할 수 있게 된다.

두 번째는 '병이 낫는다는 것을 어떻게 받아들이느냐?'다. 환자와 가족은 종종 '병이 나으면 원래의 생활이 완벽히 가능할 것'이라고 기대한다. 그러나 '비록 저공비행이라도 증세가 안정되면 이는 병이 나은 것'이라는 점이 의료인이 알고 있는 현실이다. 이처럼 큰 인식 차도 2인칭 커뮤니케이션을 통해 좁힐 수 있다. 즉, 병이 낫는 것이란 '표준'이 바뀐 몸으로 더 오랜 시간을 어딘가에 조용히 살아남아 있을지 모를 암 세포와 함께 살아가는 것이라는 보다 현실적인 인식을 환자와 환자 가족이 가지게 할 수 있다.

세 번째는 '환자가 의료인과 어떤 관계를 맺을 것인가?'하는 점이다. 의료인도 환자도 모두 인간이기 때문에 궁합 문제가 생기는 것은 당연하다. 궁합이 맞지 않아 정신적인 부담이 크다면 환자에게는 다른 병원이나 의사로 바꿀 권리가 있다. 단, 현실적인 문제로 100퍼센트 궁합이 맞는 의료인을 찾기가 어렵고, 전문적인 판단이 바뀌지 않는 경우도 많다. 그렇기 때문에 여기에 너무 집착하는 것은 환자에게 결코 도움이 되지 않는다.

네 번째는 '실질적인 가정의 팀'이 있다는 점이다. 일본에는 아직 가정의제도가 없지만, 무라타 씨 부부에게는 동네의원의 C의사와 주임이 '실질적인 가정의 팀' 역할을 했다. '실질적인 가정의 팀'으로부터 진찰을 계속 받으면서 그때그때 필요한 '전문의 팀'을 가정의 팀과 상담하여 선택해 진찰을 받았다. '전문의 팀'으로부터 진찰을 받고 이해가 안 되는 점을 '가정의 팀'과 상담하여 해결한 것이다. 가족의 의료정보를 가정의 팀이 모아서 갖고 있다. 이는 '실질적인 가정의 팀 제도'를 만들 수 있는 실증사례라 할 수 있다.

제5장

납득할 수 있는 케어로 가는 길

매뉴얼을 넘어선
지원의 비법

후지와라 루미

복지 공부 모임
'Hospitality☆planet'의 주재자다.
시계 및 귀금속 전문점 '긴자와코'에서 일하면서
인지증을 앓고 있는 어머니를 집에서 돌봤다.
2001년부터 현재의 직업에 몸 담고 있으며,
일본 국내와 스웨덴에서 지속적으로 취재하고 있다.
저서로는 《닐스의 나라의 고령자케어
에델 개혁으로부터 15년 후의 스웨덴》,
《닐스의 나라의 인지증 케어의료에서
생활로 전환한 스웨덴》,
《생명의 남은 불씨, 11년간 집에서 간호한 기록》
등 다수가 있다.

상대를 배려하는 케어 – 스웨덴의 옴소리

나는 스웨덴 남부의 인구 3만 명의 기초자치단체 에슬뢰브시를 여덟 번(총 260일) 방문했다. 고령자케어 현장에서 이루어지는 케어를 모습을 눈으로 직접 확인하면서 심층적인 조사를 하기 위해시였나.

조사를 하면서 주목한 것은 옴소리(Omsorg)라는 단어다. 이는 '상대를 배려하다', '서로 보듬다'라는 스웨덴어 표현이다. 스웨덴의 사회보장제도가 일정 수준에 달하자 국가 차원에서 다음 단계의 목표로 삼은 것이 바로 옴소리를 표방한 대인지원이었다. 옴소리의 대인

지원이란 '매뉴얼대로만 하는 것이 아니라, 한 사람 한 사람의 필요에 맞춘 임기응변식 대응과 자율성을 우선하는 방식'이다.

에슬뢰브 시에서는 '간호와 개호부(Vard och Omsorg)'가 공공사업으로 고령자케어를 운영하고 있다. 그 부서의 호칭에도 옴소리라는 단어가 쓰이고 있다.

방문돌봄 서비스에서는 신체돌봄 서비스와 가사지원 서비스를 분리했다. 그리고 돌보미의 역할은 '이용자에 대한 배려'로 규정하고 있다. 신체돌봄은 리프트 같은 보조기구를 활용하고, 가사지원 중 하나인 식사는 민간 택배서비스 회사에 위탁해 조리식품을 배달시킨다. 청소와 빨래는 '간호와 돌보미'로 이루어진 가사 전문 팀이 분담함으로써 방문돌보미가 이용자와 대화를 나눌 수 있는 시간을 만들었다.

그 결과 1회 방문 시간이 단축돼 방문 건수가 증가했다. 약간의 도움만으로 인지증 환자들이 집에서 계속 살 수 있는 환경도 확대했다. 일으켜 세우기, 배설 돕기, 우편물 챙겨 주기 등 개개인의 소소한 필요에 맞춘 원포인트 지원이 방문돌봄 서비스의 업무가 됐다.

내가 동행했을 때도 돌보미들은 방문 시간은 짧았지만 이용자들과 대화를 잘하고 있었다. 이용자의 기호나 생활력을 파악해 가족 같은 친밀감으로 마음을 이해하며 대하고 있었다.

그리고 노인편의시설을 갖춘 주택에서도 책임자는 "우리의 업무는 고령자 분들의 바람을 이루어 드리는 것"이라고 했다. 칫솔이나 베개의 딱딱한 정도까지 개인의 취향에 맞추는 모습은, 일본 전통여관 여주인의 섬세한 서비스를 연상시켰다.

타인에 대해 무관심한 풍조가 만연한 요즘, 스웨덴의 옴소리가 보여주는 기지와 배려의 문화를 케어의 현장과 시민사회에 도입한 것은 매우 흥미로운 일이다. 일본에 그대로 적용할 수는 없겠지만, 생각해 보면 이러한 '기지'는 일본인들의 특기 중 하나다.

그러나 일본은 초고령사회에 돌입하면서 병원에 환자들이 대거 몰리고 있다. 아울러 고질적인 간호사 부족 문제까지 겹쳐 간호사가 환자 한 사람 한 사람의 필요를 파악할 여유가 없다.

좋은 간호의 세 가지 요소

나는 스웨덴의 옴소리 제도와 매우 흡사한 분위기를 갖춘 일본의 어느 병원에 입원한 적이 있었다. 그때 지금도 잊을 수 없는 간호사 한 명을 만났다. 당시 나는 난소낭종 수술 때문에 S병원에 입원했다. 벌써 20년이나 지난 일이고, 게다가 일주일 정도밖에 입원하지 않았기 때문에 그 간호사와는 몇 번밖에 마주치지 않았다. 그런데도 매우 좋은 간호를 받았다는 인상은 지금도 선명하다.

그 당시 나는 긴자의 전문점에서 일하고 있었는데, 접대 연수나 서비스 강연 등을 할 기회가 많았다. 그래서 간호가 좋기로 소문 난 S병원을 일부러 찾아가 '서비스를 체험해 보자!'라는 마음으로 입원했다. 이때는 일하면서 인지증을 앓던 어머니를 집에서 간호하고 있었기 때문에 많은 분들의 도움을 받아 어렵게 입원했다.

수술 다음 날, 한 간호사가 "좋은 아침입니다"라고 인사하면서 내가 누워 있는 1인실로 들어왔다. 목소리가 너무 밝아서 잠이 덜 깼는데도 '목소리 참 좋다!'라는 생각이 들었다. 나도 모르게 눈을 떠 간호사 쪽을 바라봤다. 커튼이 쳐져 있어 약간 어두운 병실 한편에 있는 건강하고 생기 넘치는 간호사의 모습이 눈에 들어왔다.

그 젊은 간호사는 커튼을 젖히면서 나를 보고 "후지와라 씨, 4월인데 오늘아침은 밖이 많이 추워요"라며 '바깥세상' 소식을 짧게 전해 줬다. 나는 그 말을 듣자 바깥공기와 차단된 병실에서 벗어나 '빨리 일하고 싶다'는 의욕을 가졌다. 간호사는 뜨거운 타월로 내 몸을 닦아 주었다. 손놀림이 굉장히 능숙해 감탄했다. 그 젊은 간호사의 케어에는 세 가지 특징이 있었다.

경쾌하고 알아듣기 좋은 목소리

에슬뢰브 시의 인지증케어유니트에서 일하는 스태프들은 마치 노래를 부르듯 경쾌한 어조로 이야기한다. 또한 알아듣기 좋은 목소리로 고령자들을 대하고 있었다. S병원의 그 간호사도 마찬가지였다. 어둡고 억눌린 목소리도 아니고 뭔가를 강요하는 듯한 목소리도 아니었다. 평소 일에 대한 성실한 자세가 그대로 드러나는 목소리였다. 나는 그 목소리를 듣는 순간 기분이 매우 좋아졌다.

환자 마음에 와닿는 짧은 한마디

젊은 간호사는 짧지만 환자의 마음에 와닿는 말을 선택해 건넸다.

병동에서 일하는 간호사와 환자의 만남은 마치 강물이 무심히 흐르듯 환자를 맞고 떠나보내는 일의 연속이다. 즉, 찰나의 만남에 지나지 않는다. 그렇기 때문에 간호사들은 매너리즘에 빠져 틀에 박힌 간호를 하기 쉽다.

이런 매너리즘에 빠지지 않으려고 간호사는 눈앞의 환자를 마음으로 받아들여야 한다. 미소가 그 신호다. 이는 대인서비스를 하는 사람에게 필요한, 많은 사람의 개성을 받아들일 수 있는 마음의 능력이기도 하다. 하루아침에 되는 일은 아니지만, 노력하면 내공이 생길 것이다. 사회생활을 하는 데도 큰 도움이 되는 기술이다.

행동이 재빠르지만 마음이 평온하고 번잡하지 않다

젊은 간호사의 동작은 재빠르지만 번잡하지 않았다. 많은 환자를 짧은 시간에 간호해야 할 때는 기계적이 되기 쉽다. 이럴 때는 행동이 재빠르지만 번잡스럽지 않은 것이 최고의 기술이다. 에슬뢰브 시에서 베테랑 간호사를 몇 명 만났는데, "마음을 평온하게 유지하는 것이 중요하다"라고 했다. S병원 간호사의 행동이 바로 그랬다.

우아한 움직임은 매뉴얼만으로는 익힐 수 없다. 많은 경험을 통해 자연스럽게 습득되는 것이고, 선배와 동료들의 움직임을 보면서 배우는 것이나. '직장의 분위기'도 중요하다. 이 분위기는 관리자와 스태프의 공동작업으로 만들어진다. S병원에는 간호사를 키우려는 풍토가 있는 듯 보였다. 좋은 간호는 잘 다져진 토양에서 싹을 피우며 자라는 것이라 확신했다.

이 에피소드에서 배울 점

후지와라 루미 씨는 일본에 개호보험이 생기기 10년 이상 전에 전문점의 관리자로 근무하면서 인지증을 앓던 어머니를 집에서 간호했다. 그녀는 그 일을 11년간 해 오다 2000년에 집에서 어머니를 떠나보냈다. 접객과 지원이 중요한 전문점의 관리자 시각에서 스웨덴 취재를 통해 느낀 점과 자신의 입원 경험을 비교하면서 공통된 '지원의 비법'을 소개하고 있다.

- 의료인에게 환자와의 만남은 마치 강물이 무심히 흐르듯 환자를 맞고 떠나보내는 일의 연속이다. 즉, 찰나의 만남에 지나지 않는다. 그렇기 때문에 의료인은 눈앞에 있는 환자와 눈을 마주쳐 마음으로 받아들이고 있음을 환자에게 전달해야 한다. 이는 대인서비스를 하는 사람들에게 필요한, 다양한 사람들의 개성을 수용할 수 있는 마음의 능력을 키우는 길이기도 하다.
- 매뉴얼상에 '환자 한 사람 한 사람의 필요에 맞춘 임기응변식 기지와 자율성을 살린 활동'을 추가하면, 지원이 상대의 마음으로 전해질 것이다.
- 지원을 할 때 커뮤니케이션에서 중요한 것은 목소리와 말투다. 그러나 환자와 가족이 당황했을 때나 고통스러워한다면 알아듣기 쉽고 이해하기 쉽게 이야기하기가 생각처럼 쉽지 않다. 침착하고 온화한 발성과 크기로 명료하게 말할 수 있도록 훈련해야 한다.
- 지원을 할 때는 태도와 방식이 중요하다. 포인트는 상대방에 대한 경외심을 가지고 가족과 친구 같은 친근감으로 그때그때의 기분을 듣고 확인하면서 대하는 것이다.
- 돌보미나 간호사도 사람이다 보니 희로애락이 있다. 그러나 그 심리상태가 그대로 전달되면 환자와 환자 가족에게 영향을 줄 수밖에 없다. 이를 막으

려면 평소에 마음을 평온하게 유지해야 한다. 아울러 태도와 행동을 늘 침착하게 하는 것이 매우 중요하다.

영국의 간호사들은 '간호사는 백조처럼 행동해야 한다'라는 표현을 쓴다. 백조는 물속에서는 필사적으로 발버둥을 치지만, 그 모습이 표면으로는 나타나지 않도록 하면서 조용하고 우아하게 미끄러지듯 수면 위를 움직인다. 이처럼 간호사도 크게 심호흡을 해 마음을 안정시킨 다음 환자를 대하는 것이 중요하다는 의미다.

매일 환자와 환자 가족 앞에 설 때 이와 같은 '대인서비스의 비법'을 의식하면서 행동하면 자신도 모르는 사이에 대인서비스의 기술을 익히게 될 것이다.

바라는 점을
쉽게 말하지 못하는 이유

사이토 모토코

의료작가이자 편집자로
의료 전문 출판사에서
의료경영과 의료안전 등을 주제로 한
취재기사의 집필 및 편집 일을 하고 있다.
현재 워킹맘이다.
어깨 결림에 좋은 체조를 하는 것이 일과다.

의료인과 환자가 함께 안심하고 납득하면서 가자

의료 관련 서적의 편집 일을 하다 보니 의사나 간호사 등 의료인들과 이야기할 기회가 잦다. 많은 의료인들이 환자를 걱정하면서 잠시 숨 돌릴 틈도 없을 만큼 바쁘다. 그런 상황에서도 열심히 치료와 케어를 하고 있다는 것은 옆에서 지켜봐서 익히 잘 알고 있다.

그리고 언젠가 나 또한 환자 입장에 놓이게 된다면 나를 치료하거나 케어해주는 의료인들이 판단하기 쉽도록 환자의 기분과 증상을 잘 전달하고자 했다. 그럼으로써 서로 안심하고 납득하면서 의료서비스를 받고 싶다고 생각하고 있었다. 그런데 이것이 의외로 쉽지 않은 일이라는 사실을 첫 임신과 출산을 통해 깨달았다.

알아서 이끌어 주는 사람이 든든하다

나는 내 고향인 규슈의 한 산부인과에서 출산하기로 마음먹었다. 임신 초기에는 도쿄에서 산부인과로 유명한 병원에 다녔다. 매번 갈 때마다 임산부들로 북적여서 나와 같은 날 아기를 낳는 산모도 많을 것 같다는 생각에 마음이 항상 편치 않았다. 담당의사는 있었지만, 간호사와 조산사는 매번 바뀌어 얼굴과 이름을 기억하거나 천천히 이야기를 나누는 것은 꿈도 꾸지 못했다.

그래서 고향으로 가기로 마음먹었다. 내가 다닌 규슈의 산부인과에서는 의료인들과 인간적으로 금세 가까워질 수 있었다. 같은 고향 사람이다 보니 할 이야기도 많았다. 그러다 보면 대화가 자연스레 편해졌다.

"하고 싶은 말씀이 있으면 언제든 하세요."

"무슨 일 있으면 바로 부르세요."

그러한 간호사들의 친절한 말에 나도 모르게 마음이 편해졌다. 마치 내가 대접을 받으러 온 손님이 된 듯한 기분이 들 때도 있었다.

그러나 대하기 어려운 사람도 있었다. 출산 후 수유를 할 때 "유두가 지저분하다"며 박박 닦던 조산사는 지금도 잊히지 않는다. "아파요”라고 눈치를 보면서 말했지만, “애기 입이 직접 닿는 곳이니 청결하게 해야 해요”라고 말하고는 전혀 개의치 않고 계속 닦았다.

그때는 ‘왜 이런 주의를 들어야 하고, 아픈 걸 참아야 하나?’ 하는 생각도 들었다. 하지만 내 아이를 생각하면 당연한 일이긴 했다.

이 조산사 S씨는 입원해 있는 동안 여러 번 마주쳤는데 매우 엄격했지만 생각해 보면 가장 인상 깊은 사람이다. ‘나를 케어해 주는 사람’일뿐 아니라 ‘프로로서 아무것도 모르는 나를 엄격하게 지도해 준 사람’이었기에 든든했던 것 같다.

원치 않는 출산일이었지만 거절하지 못했다

8개월이 지났을 무렵부터 배 속에 아이가 거꾸로 있었다. 이는 고향으로 돌아온 후에도 변함이 없었다. “원래 위치로 돌아갈 가능성도 있으니 끝까지 기다려 보고, 그래도 돌아오지 않으면 제왕절개를 해야 합니다”라는 담당의사의 말에 초산이라 불안했던 나는 안심했다. 가급적 자연분만을 하고 싶었기 때문에 역아체조도 하고 한의원에도 다니는 등 내가 할 수 있는 노력을 전부 해 봤다. 하지만 결국 36주째가 돼도 아기는 원래 위치로 돌아가지 않았다.

“일단 수술 날짜를 잡죠. 물론 그 직전에라도 원래대로 돌아오면 자연분만하시면 됩니다.” 이 병원에서는 제왕절개 수술이 매주 목요일로 정해져 있었다. 내 수술에는 담당의사(집도의)와 원장, 다른 병원 의사 한 명까지 총 세 명이 입회한다고 했다. 진통이 있는 동안 의사가 계속 옆에 있지 않은 자연분만에 비하면 오히려 안심할 수 있었다. 예정일(40주)에 가장 가까운 목요일인 3월 19일로 수술 날짜를 잡았다.

그런데 예약한 날 저녁에 담당의사로부터 "수술 날짜를 변경했으면 합니다"라는 전화를 받았다. 사정은 이랬다. 그달 안에 제왕절개를 할 가능성이 있는 임산부가 여러 명 있고, 수술은 하루에 두 건밖에 할 수 없었다. 그래서 출산예정일로부터 계산해 급한 사람부터 수술해야 한다는 이야기였다.

문제는 수술이 일주일에 한 번이라 날짜가 2~3일 단위도 아니고 일주일 단위로 달라졌다. 19일에 산모가 네 명이나 겹치는 바람에 2주나 당겨진 5일로 옮기자는 부탁을 받았다. 말이 '부탁'이지 내가 거절하면 다른 병원으로 옮겨야 할지도 몰랐다. 마음 같아서는 옮기고 싶었지만 스케줄상 들어갈 수 있는 병원이 있다는 보장이 없었다. 또한 당시 내 심리상태를 생각해 볼 때 쉽지 않은 일이었다.

그때 겨우 내 입에서 나온 한마디는 "어떻게 안 될까요?"였다. 그것도 매우 자신없는 목소리였다. 실은 "2주나 당긴다는 것이 말이 되나? 3월 5일이면 4일 후인데 마음의 준비가 전혀 안 돼 있다. 그리고 애기가 원래 위치로 돌아올 수 있으니 끝까지 기다려 보자고 하지 않았냐?"라고 쏴붙이고 싶었다. 그러나 그런 말은 입 밖에 내지도 못하고 우물쭈물하면서 겨우 "아니 마음의 준비가……."라고까지밖에 말하지 못했다.

담당의사는 "죄송합니다"라면서도 수술 날짜를 변경하는 방법밖에는 없다고 단호하게 말했다. "알겠습니다. 그럼 5일에 수술 받을게요." 나는 결국 그렇게 답하고 말았다. 수술을 받는 입장이니 이 일로 의사를 화나게 해서는 안 된다고 생각했던 것 같다.

수술의 통증과 공포, 그리고 안도의 눈물

수술 날짜 때문에 마음이 편치 않았지만 마음을 가라앉히고 수술을 받았다. 제왕절개는 생각보다 아픈 수술이었다.

"마취 들어갑니다. 잠시 후 꼬집을 건데, 아프면 말씀하세요."

마취가 잘 되지 않았다. 그래서 이 상태로는 마취가 금세 풀릴 것 같았다. 그래서 "아파요! 아직 아파요"라고 소리쳤다. "그럼 한 번 더 하겠습니다. 살짝 아프실 텐데 조금만 참으세요." 의사는 사무적으로 이렇게 말하고는 두 번째 마취를 했다. 나는 나이값도 못하고 아파서 눈물을 흘리면서 조산사의 손을 꽉 쥐고 있었다. 손을 잡아 준 사람은 바로 S씨였다.

"이제 개복을 한 다음 자궁을 절개하고 아기를 꺼낼 때 여기를 조금 누를 겁니다." 의사는 그때그때 필요한 설명을 꼼꼼하게 해 줬다. 마취를 해도 의식은 그대로였기 때문에 천으로 배 밑은 가려져 보이지 않았다. 하지만 절개를 하고 잡아당기는 느낌은 그대로 느껴졌다. 그런데 의사의 설명을 들으면서 안심하기보다는 오히려 무서워서 아

무 말도 하지 못했다. 아기가 나왔을 때도 감동의 눈물이 아니라 끝
났다는 안도의 눈물이 흘렀다.

최선이 무엇인지 모르는 상황에서 하는 선택

결과적으로는 건강한 딸을 출산했다. 그래서 수술을 해 준 의사들
과 출산 후 케어를 해 준 간호사들에게 감사하고 있다.

출산 과정에서 나 스스로도 의외였던 것은 의사한테 설명을 듣는
다고 해서 전부 이해할 수 있는 게 아니라는 점과, 그럼에도 환자 입
장이 되면 대책 없이 "네"라고 해 버리는 경우가 많다는 사실이었다.
나는 그래도 의료 현장의 지식이 있는 사람이라고 생각하고 있었다.
헌데 수술 날짜를 잡는 것에서부터 수술까지의 과정이 모두 의사 주
도로 진행됐다.

딸은 벌써 만 두 살이 넘었고, 알레르기 하나 없이 건강한 수다쟁
이로 잘 자라고 있다. 이제 출산하면 떠올랐던 지긋지긋한 제왕절개
의 통증의 기억도 서서히 사라져 둘째를 낳을 생각도 하고 있다. 하
지만 대체 어디서 어떻게 낳는 것이 최선인지에 대한 해답은 아직도
찾지 못하고 있다. 또 다시 최선이 무엇인지도 모르는 상황에서 선택
해야 하는 것이다. 환자에게 이런 상황은 매우 흔하게 일어나는 일일
것이다.

이 에피소드에서 배울 점

자신이 환자가 되면 "의료인이 판단하기 쉽도록 환자로서의 기분과 증상을 잘 전달해 서로 안심하고 납득하면서 의료서비스를 받고 싶다"라고 생각하고 있어도, 막상 현실이 되면 말처럼 쉽지 않다는 것을 잘 보여 주는 에피소드다.

사이토 모토코 씨는 초산 때 자연분만을 원했지만, 아이가 거꾸로 있어 제왕절개수술을 받을 수밖에 없었다. 그런데 병원 측 사정으로 수술 날짜가 갑자기 많이 당겨졌다. 물론 의사의 설명은 있었지만, 환자로서는 납득하지 못한 채 이 제안을 받아들여야 했다.

의료 현장에서 이처럼 '생각지 못한 상황에서 뜻하지 않은 선택을 해야 하는 경우'가 발생하면 이를 피하기가 사실상 쉽지 않다. 그렇다면 병원에서는 이런 뜻하지 않는 상황에 대한 마음의 정리를 할 수 있도록 어떻게 지원해야 할지 연구하여 미리 준비해야 하지 않을까? 이럴 때 다음 페이지의 칼럼 '배드 뉴스를 전하는 요령'이 참고가 될 것이다.

바람직한 의료인 상에 대해서는 '친절한 말투로 잘 돌봐 주는 의료인'과 '환자에게 정말로 필요한 것을 알아서 지도해 주는 의료인'이 등장한다. 후자는 엄격하게 지도하기 때문에 그 상황에서는 의아하게 생각된다. 허나 결국 마음 든든한 프로라는 것을 알게 돼 환자의 신뢰를 얻는다. 환자의 필요를 잘 살핀 다음 적절한 대응을 하기 위한 것임을 알고나면, 무조건 상냥하기만 한 것보다는 엄격하지만 적절하게 이끌어 주는 것도 환자에게는 통한다는 사실을 보여 준다.

배드뉴스를 전하는 요령

배드뉴스(좋지 않은 심각한 뉴스)를 의료인이 환자, 환자 가족에게 이야기해주는 것은 상당한 베테랑에게도 어려운 일이다. 영국에서는 그렇게 말하기 어려운 부분에 대해 이야기할 때 실질적인 진행 방식에 대한 연구가 완화케어와 호스피스 분야에서 이루어지고 있다. 한 가지 예를 소개한다.

〈런던의 로열프리병원 완화케어전문간호사 케서린 켈러〉

로열프리병원은 런던 북부에 있는 암센터이자 이 지역의 완화케어 네트워크의 회원이다. 환자케어에 힘쓰는 한편 원내·원외 자문 및 교육, 연구도 하고 있다.

켈러 씨에게 환자와 배드뉴스에 대해 이야기할 때의 지혜에 대해 들어 봤다.

① 환자에게 '현재 자신의 병에 대해 어디까지 아는지' 묻는다.

② 환자에게 '알고 싶은 것'에 대해 묻는다.

③ 앞으로의 전망과 관련된 신호를 조금씩 넣어 이야기를 진행한다.

④ 중요한 것은 사실과 희망의 균형이다. 거짓 희망을 주면 안 된다.

⑤ 환자가 이룰 수 있는 목표를 함께 정한다.

⑥ 말을 애매하게 흐리거나 복잡한 표현은 쓰지 않고 메시지를 간
   결하게 전달한다.

임산부를 주체적으로
만드는 건강교육

오쿠보 나오코

건강교육학 연구자다.
이와테 현 이치노세키 시에서 태어나
도쿄에서 자랐다.
스포츠건강과학 박사이며,
연구 주제는 건강교육과 헬스프로모션이다.
준텐도 대학교, 성 루카 간호대학교,
게이오기주쿠 대학교, 무사시노 대학교
등에서 교육하고 있다.
집에서는 만 4세와 1세인 건강한 두 아들을 키우며,
98세인 할머니를 돌보는 일을 돕고 있다.

조산원에서 임신, 출산, 육아케어

나는 도쿄에 있는 스기야마 조산원에서 두 번 출산했다. 거기서 믿음직한 조산사를 만나 평생 잊을 수 없는 케어를 경험했다. 임신과 출산, 육아를 지원해 주는 조산사의 케어 에피소드를 내 전공인 건강교육 및 헬스프로모션이라는 관점에서 소개한다.

임신 중에 조산원에서 건강검진까지 받다보니 조산원에서 받을 수 있는 호강을 다 누린 기분이 들었다. 조산원에서 출산하기로 마음 먹은 뒤, 평소 건강검진은 조산원에서 받고, 임신 초기와 출산이 가까워졌을 때는 근처 의료기관에서 진찰을 받았다. 의료기관에서도 믿을 만한 의사에게서 초음파검사와 혈액검사 등 의학적인 체크를 받았다. 하지만 두세 시간을 기다렸다 몇 분 만에 끝나는 진찰이 늘 아쉬웠다.

조산원의 건강검진은 예약제이며 대기시간은 없었다. 엄마와 아이의 심신에 대한 검진을 한 시간에 걸쳐 해 준다. 문진, 촉진, 계측을 한 다음 오일 마사지로 다리의 부종을 빼 주는 등 임신 트러블도 케어해 준다. 조산사가 배 속 아이에게 말을 걸면서 촉진을 하고 심장소리를 들려 주기도 해 편안하게 검진을 받을 수 있다.

출산 직전에는 맨투맨 출산준비반(건강교육)에 들어간다. 스포츠건강과학부 출신이자 건강교육을 공부했던 내가 가장 관심을 보였던 분야였다.

수업 첫머리에 조산사는 내게 "출산할 때 가장 중요한 것은 뭐라고 생각하세요?"라고 물었다. 나는 "글쎄요, 호흡인가? 오래 버텨야 하니까 체력인가요?"라고 답했다. 조산사가 원한 답은 "제 생각에 가장 중요한 것은 긴장하지 않는 것입니다"였다.

진통이 시작됐을 때 몸이 너무 긴장하면 산도(産道)가 좁아져 세상 밖으로 나와야 하는 아기가 힘들어진다. 그래서 산모는 아기를 낳는 힘인 분만 시 자궁수축으로 인한 통증을 가급적 긴장을 풀면서 잘 조절해야 아기가 그 힘을 받아 태어날 수 있다.

초산이 가까워지면 경험해 본 적 없는 진통에 대한 불안이 커지기 마련이다. 출산준비반에서 통증을 줄이는 방법(벽이나 의자, 사람 손을 잡음으로써 통증을 줄이는 방법)에 대해 배웠다. 하지만 이때는 사실 반신반의했다. 그런데 실제로 출산을 할 때 이 방법이 도움이 됐다. 그리고 진통을 할 때 조산사와 간호사가 계속 곁에 있다는 사실 덕에 안심이 돼 긴장을 풀 수 있었다.

초산 진행 상황을 들으면서 긴장을 풀다

〈진통, 입원, 분만 과정〉

- 양수가 터지다 : 새벽 5시 5분에 집에서 양수가 터져 남편과 함께 8시 조금 지나 입원했고, 남편은 일단 출근했다.
- 진통 중일 때 : 조산사 두 명과 대학원 조산실습생, 간호사 등 총 네 명이 옆에서 계속 격려와 지도를 해 줘 전혀 불안하지 않았다.
- 자궁문이 열릴 때까지 : 허브향을 맡게 해 줬다. 진통이 올 때마다 통증을 완화시키기 위한 호흡법을 도와 줘 침착하게 긴장하지 않고 진통을 견딜 수 있었다.
- 분만 : 낮에 남편을 병원으로 불렀고, 오후 2시 47분에 3.04킬로그램의 남자아이를 출산했다. 남편이 탯줄을 잘랐다. 조산사의 대처는 정확하고 훌륭했다.

예정일이자 휴일인 5월 5일 아침에 양수가 터져 조산원에게 전화했다. 상냥한 목소리로 "걱정하지 말고 아침 식사하시고 천천히 오세요"라고 했는데, 그 말만으로도 마음이 상당히 안정됐다.

나는 분만실에서 두 가지 부탁을 했다. 첫 번째는 "남편이 들어올 수 있으면, 탯줄은 남편에게 자르게 하고 싶다"라는 것과, 또 하나는 "출산 상황을 객관적으로 설명을 해 줬으면 한다"라는 것이었다.

초산이었기 때문에 현재 상태가 어느 정도까지 와 있는지 알고 싶었다. 그러자 조산사는 바로 출산을 산에 비유해 정상을 10으로 봤을 때 현재는 어디까지 와 있다고 가르쳐 주었다. 그래서 침착하게 출산할 수 있었다. 이렇게 본인과 가족의 희망을 존중해 곁을 지키며 해 주는 케어였기 때문에 우리가 원하는 출산을 할 수 있었다.

분만을 할 때는 남편과 조산사 두 명, 간호사, 조산실습생 등 총 다섯 명이 좁은 방에서 나를 에워싸고 내 땀을 닦아 주었다. 진통이 와 배에 힘을 줄 때 손을 잡아 줘 따뜻한 손의 체온을 느낄 수 있는 케어도 받았다.

출산을 하자 나는 해냈다는 만족감에 기분이 들떠 있었다. 조산사 덕분에 매우 만족스러운 출산을 하고, 스스로도 대견해 가슴이 벅차올랐다. 이때는 아기가 배에 있을 때가 편하다는 말의 의미도 모른 채 그저 기뻐 몸도 마음도 흥분 상태였다.

<산후 케어 3박 4일>
- 첫날 : 출산 당일. 캥거루 케어[61]로 모유 연습을 시작하다.

---

61 출산 후 바로 신생아가 엄마의 피부에 밀착되도록 가슴 위로 감싸 안는 케어. 산모와 아이의 정서와 모유 수유를 촉진하는 데 도움이 된다고 알려져 있음

- 둘째 날 : 출산 후 하루는 '산모와 아기가 함께 쉬는 날'이라고 해
   서 약간 어둡고 조용한 방에서 아기를 재우고, 엄마인 나도 샤워
   를 한 다음 조산사로부터 전신마사지를 받았다.
- 셋째 날 : 모유 수유에 성공한 날.

입원 당시에는 산모와 아기를 중심으로 모든 것이 매우 안정적으로 돌아갔다. 조산원은 매우 융통성 있는 분위기 속에서 매번 스태프들이 유연하게 대처해 줘서 위험이 적었다. 또한 산모와 신생아 모두 회복이 빨랐다고 생각한다. 조산사의 적절한 케어 덕분에 초산인데도 내 몸 본래의 감각을 마음껏 느낄 수 있어 가슴이 벅차올랐다.

그러다 서서히 아이의 울음소리가 신경 쓰이고 모유가 잘 나오지 않으면서 초조해지기 시작했다. 조산사는 전혀 당황하지 않고 "아기는 어머니로부터 영양을 받아 당분간 자기가 먹을 것은 갖고 태어나니 걱정하지 마세요"라며 나를 안심시켰다.

다음은 의사인 남편이 나의 초산을 보며 느낀 점들이다.

"지금까지 병원에서 봐 온 출산과는 달랐지만, 항상 꼼꼼히 신경을 써 주고 있었다. 합병증이나 다른 위험성이 없는 임산부만이 조산원을 이용할 수 있다고 생각하니 매우 특별한 혜택을 누리는 듯했다. 무엇보다 다른 사람을 신경 쓰지 않고 우리 세 식구가 함께 보낼 수 있었던 시간은 멋진 선물과도 같았다. 이불 한 장과 도움을 주는 손만 있으면 출산은 할 수 있다. 이는 출산이 본래 극히 자연스러운 사회적 행위라는 점을 보여 주는 것일지 모른다."

퇴원 후 산후우울증으로 힘든 날들

조산원에서 3박 4일을 보내고 퇴원한 날에는 매우 중요하고 소중한 사람과 이승에서 이별을 하는 듯한 기분이었다. 나는 바로 친정으로 가기로 했기 때문에 부모님 도움을 받을 수 있었다. 그런데도 조산사와 헤어지고 싶지 않았다. 마치 세상에 혼자 남은 기분이었다.

퇴원 후 아이는 매일 큰 소리로 울어댔다. '젖이 부족한가? 어쩌지?' 하는 생각에 초조했고 점점 우울해졌다. 유두가 예민해져 수유를 할 때마다 통증이 심해 초보 엄마는 울면서 젖을 물려야 했다. 악전고투하고 있었지만 뜻대로 되지 않아 좌절감이 커졌다. 아이를 키워야 한다는 무거운 책임감을 실감하면서 친정에서 부모님의 보살핌을 충분히 받는 환경에서도 고독감은 심해졌다. 결국 산후우울증 증상이 나타나기 시작했다. 몸도 마음도 지쳐서 산후 생활을 제대로 해낼 자신이 없었다.

이때 퇴원 전에 들은 조산사의 말이 떠올랐다.

"이제부터 아무 이유 없이 눈물이 와락 쏟아질 때도 있을 거예요. 그건 출산이라는 큰일을 이겨냈다는 증거고, 원래대로 돌아가는 과정이니까 너무 신경 쓰지 않으셔도 돼요. 안개 속을 걷는 느낌이 들 수도 있지만, 청바지를 입고 밖을 활보하고 싶어질 때가 반드시 올 테니 걱정 마시구요."

퇴원 후 인상에 남은 두 가지 대조적인 도움이 있었다.

하나는 조산원에서의 출산 1개월 후 건강검진[62]이었다. 한 달 동안 얼마나 힘들었는지 늘어놓는 나에게 "정말 고생 많으셨어요"라며 조산사이자 원장, 그리고 간호사이자 차녀가 함께 눈물을 흘리며 격려해 줬다. 내 마음을 알아주는 사람들이 있다고 생각하니 너무 기뻐서 나도 함께 울었다. 한 사람 한 사람 공감하며 눈물을 흘리고, 온전히 그 사람의 입장이 돼 함께 울 수 있는 사람이야말로 진정한 프로가 아닐까?

또 한 가지는 구의 보건사가 신생아인 우리 아기를 만나러 방문해 준 일이다. 친정에서 집으로 돌아온 후로도 컨디션이 회복되지 않아 보건사에게 상담을 했다. 하지만 유감스럽게도 구체적인 지원은 없었다. 결국 아무런 도움을 받지 못했다. 그 후 출산 3개월 후 건강검진을 위해 보건소에 갔을 때 '산후우울증' 검사 빛 보건사와의 면담이 있었다. 일반적으로는 3개월 후 건강검진에서는 우울증 검사를 하지 않지만, 나는 신생아 방문 때 체크가 돼 있었기 때문인 듯

---

62 일본에서는 출산 후 1개월이 되면 산모와 신생아의 건강 상태를 확인하기 위한 건강검진을 실시함 – 옮긴이

했다. 그렇지만 이왕이면 내가 힘들다고 털어놨던 신생아 방문 때 뭔가 도움이 될 만한 조치를 취해 줬더라면 하는 아쉬움이 남았다.

둘째는 전구진통 후 순산

그로부터 2년 후 둘째를 임신하고 다시 스기야마 조산원을 찾았다. 출산이 가까워진 어느 날, 5분 간격으로 진통이 왔다. 그래서 한밤중이었지만 가족들과 함께 입원했다. 첫 아들 때와 같은 민박형 LDR(진통, 분만, 회복실)로 들어갔다. 남편과 큰 아이가 이불을 깔고 자는 바로 옆에서 조산사 두 명이 계속 내 곁을 지켰다. 새벽에 진통이 약해졌다. 전구진통[63]이라고 해서 일단 퇴원했다. 퇴원할 때는 상당히 불안했다. 하지만 조산사가 "지금은 모르시겠지만 나중에 돌아보면 오늘 이 하루가 의미 있는 날일 거예요"라며 격려를 해 줘 용기를 얻었다.

그리고 열흘 후 오전 3시에 진통이 점점 심해져 불안한 마음에 바로 입원했다. 내 곁을 지킨 남편과 아들, 조산사, 대학원 조산실습생은 모두 한마음으로 나와 내 배 속의 아이를 지켜 주고 있었다.

분만까지 두 시간하고도 31분이 걸렸다. 진통이 시작된 지 두 시간 만에, 입원한 지 22분 만에 건강한 남자아이가 태어났다. 태반이 나오는 데 9분이 걸렸다. 남편에게도 "쑥 잘 낳던데"라는 말을 들을 정도

---

63 임신 말기에 생기는 불규칙하고 약한 자궁수축으로 인한 진통 ─ 옮긴이

로 순산해 감사할 따름이었다. 하지만 역시 통증은 만만치 않았다.

끝까지 곁을 지키며
주체적으로 출산할 수 있게 도와주다

조산원에서 두 번 출산하면서 깨달은 점이 많았다.

건강한 출산을 위해 산모가 할 수 있는 네 가지

두 번째 아이를 출산하기 바로 전에 원래 걱정이 많은 내가 조산사에게 물었다. 첫 아이 출산 때 했던 "출산할 때 가장 중요한 것은 무엇인가요?"라는 질문에 더해 "건강한 출산을 위해 출산 직전에 있는 내가 지금 할 수 있는 것은 무엇인가요?"라는 질문이었다.

그러자 조산사는 '순산하는 집의 네 개의 기둥'에 대해 이야기했다. 첫째는 호흡, 둘째는 자세(프리 스타일), 셋째는 파트너(감사), 넷째는 이미지, 그리고 이 네 개의 기둥 위에 '따뜻한 사랑'이라는 지붕이 있다고 했다.

세 번째 '파트너'와 관련해 "출산의 기쁨을 맛보게 해 주고, 출산을 경험하게 해 준 것에 대해 감사하는 마음이 중요하다"라는 말이 인상적이었다.

내가 살아 있음을 느끼게 해 주고, 출산이라는 큰 축복도 함께 할 수 있는 파트너에게 감사했다. 그러면서 내게 와 준 작은 생명을 세상에 내보내는 것이 내가 살아가는 의미라는 생각도 들었다.

그리고 네 번째 '이미지'에 대해서는 조산사가 "출산은 정말 즐거운 것이라고 말하고 싶다"라고 한 말이 마음에 와닿았다.

출산 후 불안한 것은 "아기한테 물으세요"

두 번째 출산이었지만 첫째 때처럼 불안하기는 마찬가지였다. 이번에는 조산사가 "아기한테 물어보세요"라고 했던 말을 그대로 해 봤다. 그랬더니 정말 아이는 나에게 말이 아닌 다른 방식의 커뮤니케이션을 통해 여러 가지를 가르쳐 줬다. 돌이켜 보면 첫째가 신생아 때 많이 울었던 것도 건강했기 때문이었다. 큰 소리로 "배가 고파요"라고 말하고 싶었는지도 모른다. 둘째 때는 모유도 잘 나오고, 울어도 첫째 아이에게 많은 것을 배운 다음이라 훨씬 여유가 었다.

퇴원할 때는 조산사가 "친정에서 몸조리 끝나면 남편 분께 꼭 감사하다는 말씀 전하세요"라며 가족에 대해 해 준 조언도 큰 도움이 됐다. 이밖에도 생활에서 소중한 것에 대해 많은 것을 가르쳐 줬다.

현재 일본에서는 90퍼센트 이상의 산모가 병원에서 출산하고 있다. 병원에서 태어나 병원에서 생을 마감하는 것이 너무나 당연한 일이 돼 버린 것이다. 이런 상황에서 조산원 출산이라는 나의 바람을 가족들이 들어준 것에 대해 감사하고 있다. 건강하고 정상적인 임신과 출산을 위해서는 의사의 힘뿐 아니라 조산사의 힘을 좀 더 빌려야 한다는 생각은 여전히 변함 없다. 매우 만족스러운 출산을 경험한 만큼 이러한 조산원과 조산사가 더 늘어나기를 바란다.

주체적으로 건강한 출산을 할 수 있도록

임신한 여성이 건강한 출산을 하려면 주체적으로 건강한 행동을 해야 한다. 이때 필요한 지식과 할 수 있다는 자신감(태도), 자신에게 맞는 출산의 실현(행동)을 위한 건강교육을 체계화하고 확대해 나가야 한다. 좀 거창하게 들릴지 모르나, 이는 헬스프로모션 전문가인 나의 사명이라고 생각한다.

임신한 여성이 임신과 출산, 육아라는 언덕길을 오를 때 본인의 역량을 키우고, 주위 사람들의 도움(소셜 서포트)을 받아 가급적 완만한 언덕길을 오를 수 있도록 하는 것이 중요하다.

나는 두 아이를 출산하면서 조산사의 케어를 경험했고, 그 과정에서 많은 것을 배웠다. 이것이야말로 내가 그리던 건강교육이었다. 필요할 때는 같은 엄마의 입장에서 조산사가 끝까지 곁을 지켜 준 덕에 정말 행복했다. 나도 가족과 친구, 학생들과 함께할 때 나의 사명을 가슴에 새기고 철저히 곁을 지켜 주고 싶다.

<h1 style="text-align: center;">이 에피소드에서 배울 점</h1>

건강교육과 헬스프로모션 전문가인 오쿠보 나오코 씨는 도쿄 시내에 있는 조산원에서 두 번의 출산 동안 조산사의 케어를 받았다. 오쿠보 씨는 그 과정에서 이상적인 건강교육을 발견했다.

- 의료인이 이것저것 다 중요하다며 너무 많은 것을 알려 줘도, 환자와 환자 가족은 이를 다 소화하지 못하는 경우가 많다. 가장 마음에 새겨야 할 포인트만 추려서 상대방이 이해할 수 있고 인상에 남을 만한 심플한 표현으로 전달해야 한다. 예를 들어 '가장 중요한 것은 긴장을 푸는 것', '아기에게 물어보세요.'라고 하는 식이다.

- 출산준비반에서는 환자에게 질문을 함으로써 그 사람의 관심과 걱정, 희망에 맞는 지도가 가능하다.

- 의료인은 '환자 입장에서 좋은 일은 함께 기뻐해 주고 힘든 일은 함께 슬퍼해 주는 공감력'을 가져야 한다. 이 능력을 활용하면 환자는 '자신의 상태를 이해해 주고 공감해 준다는 생각'에 마음이 편해진다. 그러면 긴장을 풀고 출산에 임할 수 있다.

- 퇴원 후의 생활에 대해서도 신경을 써 주어야 한다. 그러니까 때로는 뜻대로 잘되지 않을 때도 있고 불안한 일이 생길 가능성이 있다는 점을 미리 알려 준다. "그럴 경우 시간을 보내는 방법과 대처법이 있다", "괜찮다. 어떻게든 다 방법이 있다"라는 식으로 환자에게 격려가 될 만한 조언을 한다.

- '산후우울증검사'를 할 때는 이 문제를 해결할 수 있는 '도움이 되는 스킬이나 지혜'도 함께 알려 주는 것이 중요하다. 이것이 수반되지 않는다면 환자의 문제 해결에 도움이 되지 않는다.

- 건강교육의 목표를 환자 스스로 "난 할 수 있어"라는 자신감을 갖게 하는 것에 두고 그렇게 될 때까지 끝까지 곁을 지킨다. '어려운 일이 생기면 도움을 요청할 데가 있다'라는 식의 안심도 자신감을 갖는 데 도움이 된다.

이 조산원의 시스템은 분만 수가 한 달에 다섯 건으로 한정돼 있고, 출산이 겹치더라도 두 사람까지로 제한하고 있으며, 조산사와 간호사 네 명이 업무를 분담하지 않고 임신 중일 때부터 산후까지 거의 맨투맨으로 토털 케어를 제공하고 있다. 대상은 건강한 산모 중 위험이 적은 출산에 한한다.

이에 반해 병원의 산부인과는 보통 30명 정도의 임산부가 입원해 20~30명 정도의 간호 스태프와 의사, 병원 직원이 업무를 분담해 케어한다. 또한 의료가 필요한 임산부도 많이 포함되는 시스템이다.

이렇듯 조산원과 병원은 그 대상과 시스템이 다르다. 그렇기 때문에 완전히 같은 조직으로 생각하면 안 된다. 그렇지만 앞에서 언급한 임산부나 환자에 대한 건강교육과 지도 방식은 병원에도 도움이 될 것이다. 그렇기 때문에 도입을 고려해 봐야 할 것이다.

깁스 안쪽의
참기 힘든 가려움

무라카미 기미코

의료저널리스트다.
사회학을 전공했고
일본간호협회의 조사연구와 홍보 분야에서
오래 근무하다 프리랜서로 전향해
일본 국내외에서 취재를 계속하고 있다.
두 자녀의 육아를 끝내고
90세 안팎의 노인 환자 세 명을 돌보고 있다.
《마이니치 신문》의 일요판에
'늙음을 받아들이는 즐거운 지혜를 찾아'를
4주에 한 번씩 연재 중이다.

왼쪽 팔 골절로 불편해진 독거생활

1980년대 중반 무렵 나의 어머니는 도쿄의 한 아파트에서 혼자 살았다. 어머니는 종종 외로움도 느꼈지만, 나름대로 편리한 도시생활을 즐기고 있었다. 그러던 어느 날 아파트 근처에서 신호등을 기다리는 사람들을 향해 갑자기 자전거가 돌진해 여러 명이 부딪혀 쓰러지는 사고가 일어났다. 이때 어머니도 함께 변을 당했다. 일어나지 못하는 어머니를 보고 주변 사람들이 구급차를 불렀고, 어머니는 근처 병원으로 옮겨졌다. 나는 병원의 연락을 받고 황급히 달려갔다.

진찰 결과 왼쪽 팔꿈치 관절 바로 위가 골절돼 손목부터 팔 전체에 깁스를 했다. 집에 오는 택시에서 어머니와 나는 "일단 살았고, 구급차로 여기저기 돌지도 않고, 입원 안 해도 되고, 오른팔은 쓸 수 있으니 정말 천만 다행이야"라며 놀란 가슴을 쓸어내렸다.

허나 그저 왼팔 하나 못 쓰게 된 것뿐인데도 혼자 살다 보니 미처 생각지도 못한 불편한 일들이 놀라울 정도로 많았다. 먼저 아침에 일어나면 옷을 갈아입고 화장실에 가고 목욕하고 식사를 준비해야 하는데, 어느 것 하나 만만하지 않았다.

개호보험은 적용이 되는 상황이라 바로 케어매니저에게 연락을 했다. 케어매니저는 곧장 달려와서 개치베드(조작이 가능한 침대)를 들여봐 줬고, 아침저녁으로 생활을 지원하는 요양사를 매일, 그리고 입욕 등을 도와주는 방문간호사는 주 2회씩 보내 줬다. 심지어 식사 배달까지 처리해 준 덕에 생활을 그럭저럭 이어갈 수 있었다.

처음에는 '이 생활도 나을 때까지니 조금만 참으면 된다'라고 생각하고 있었다. 헌데 어머니가 고령이다 보니 생각처럼 뼈가 잘 붙지 않았다. 깁스를 한 어머니의 독거생활은 결국 세 달 가까이 이어졌다. 나는 어머니가 병원에 갈 때마다 거의 늘 동행했다.

깁스 안쪽의 참기 힘든 가려움

깁스를 하고 있으면 목욕은 가능한데 깁스 안쪽 팔은 씻을 수 없다. 그에 따른 가려움증은 말로 표현하기 어려울 정도라고 한다. 2주마다 병원에 가서 깁스를 교체할 때가 팔을 닦거나 긁을 수 있는 유일한 기회다. 이때 시원하게 하지 않으면 다시 2주 동안 그 상태로 지내야 하기 때문에 가려움은 더 심해진다.

깁스 외래에서는 골절환자가 늘 많이 기다리기에 의사는 간호사를 재촉하기 마련이다. 어떤 간호사는 물티슈로 살살 부드럽게 닦아 준다. 허나 그 정도로는 가려움이 살짝 가실 뿐 아주 시원하지 않다. 결국 견디지 못해 깁스를 풀고 엑스레이를 찍으러 가다가 화장실에 들러 몰래 벅벅 긁은 적도 있다. '이제 막 붙기 시작했는데 뼈가 어긋나면 어쩌지?'하는 걱정을 하면서…….

뜨거운 스팀타월을 이용한 케어에 감동받다

한 간호사는 의사의 재촉에도 굴하지 않고 (적당히 듣는 척하고 실은 무시하면서) 깁스를 푼 가려운 팔을 뜨거운 스팀타월로 싹싹 닦아 줬다. 역시 시원한 정도가 달라 옆에서 보기에도 어머니의 기분이 매우 좋아 보였다. 이럴 때는 나도 한시름 놓았다.

이 간호사의 스킨케어는 손가락 끝에서 깁스를 푼 어깨까지 뜨거운 스팀타월로 한 번 싸서 잠시 때를 불린 다음 싹싹 씻어 내는 식이라 때가 잘 나왔다. 타월을 바꿔 접어 가며 깨끗한 면으로 여러 번 매우 능숙하게 닦았다. 가려운 곳에 대한 케어가 정말 훌륭했다. 옆에

246

서 보기만 해도 이거야말로 진정한 케어라며 감탄할 정도였다.

이런 스킨케어를 필요로 하는 환자들이 많이 기다리고 있어 바쁜 편이었다. 그런데도 그 간호사는 중간 단계를 생략하는 일 없이 확실하고 능숙하게 케어를 마무리해 주었다. 이것저것 이야기를 할 여유는 없었기 때문에 무뚝뚝해 보일 수 있었다. 하지만 "가려우시죠?"라는 한마디만으로도 환자의 고충을 이해하는 마음이 전해졌다. 이것이야말로 진정한 환자 중심의 케어라고 생각했다.

경의와 격려를 표하는 말

깁스를 하고 생활한 지 3개월 만에 어머니의 뼈는 무사히 잘 붙어 다시 이전 생활로 돌아갈 수 있었다. 어머니의 마지막 거처가 될 조용한 아파트는 바로 가까이에 슈퍼와 식당, 클리닉과 병원, 약국, 방문간호스테이션 등 대부분의 편의시설이 잘 갖춰진 곳이다. 어머니는 외출도 하고, 가족이나 친구들과도 자주 연락하며 지냈다. 우리는 어머니가 혼자 살기는 하지만 그럭저럭 괜찮은 노후를 보내고 있다고 생각했다.

그런데 가끔 가게나 병원에 갔을 때 "혼자 사세요? 가족은 어쩌시고요? 가족 안 계세요?"라는 질문을 받으면 매우 우울하다고 한다. 이런 말을 들을 때마다 어머니는 '나, 혹시 가족들한테 버림받은 노인네인가?' 하는 비참한 생각에서 한동안 헤어나지 못했다.

적어도 병원이나 클리닉에서는 혼자 사는 고령환자에게 "혼자 잘하고 계세요"라는 말로 어르신에 대한 경의를 표하고, 각자의 의사와 습관을 존중해 줬으면 한다. 의료인이 천천히 그리고 간단명료하게 이야기하고, 환자 본인의 의사를 들으려고 노력해 주었으면 한다. 그러면 고령자들도 꽤 많은 일을 할 수 있다.

요즘은 혼자 사는 고령자가 급속히 늘고 있기 때문에(이 글을 읽는 당신도 그리고 나도) 조금이라도 기분 좋게 살 수 있게 서로 배려했으면 한다.

이 에피소드에서 배울 점

깁스를 한 피부의 가려움은 상처가 낫는 데나 생명과는 직접적인 관련이 없다. 그래서 의료인의 눈에 대수롭지 않은 문제로 비춰지기 십상이다. 그러나 환자에게는 일상생활에서 가장 큰 문제라 해도 과언이 아닐 정도로 고통스럽다.

외래에서 받는 병원의 깁스 스킨케어의 수준은 담당하는 스태프에 따라 천차만별이다. 그래서 어떻게 이렇게 다를 수 있나 의아할 정도다. 환자와 가족 입장에서는 모든 스태프들이 확실하게 가려움을 해소해 주는 스킨케어를 해 주었으면 한다.

케어의 순서나 표준 진료에 관한 지침을 만들고 개정할 때 환자와 가족도 참여시킨다면 더 현실성 있게 완성할 수 있을 것이다.

또한 고령자가 병원을 보호자 없이 혼자 찾는 일이 늘고 있다. 의료인 입장에서는 인지의 문제 때문에 이야기가 잘 통하지 않고 의사 확인도 쉽지 않아 불안해 보일 수도 있다. 그러나 노인 1인가구가 급증하는 상황을 막을 수 없는 이상 의료인들도 이 부분에 대해서는 각오를 해야 한다. 그리하여 고령자가 혼자서 병원에 오더라도 병원 안에서 안전하게 돌아다닐 수 있도록 안내 방법을 연구해야 한다. 먼저 "혼자 잘하고 계세요"라는 말로 고령자가 조금이라도 기분 좋게 해낼 수 있도록 응원해 주었으면 한다.

인생과 의료, 돌봄에 대해
다시 생각해 볼 때

모리야마 미치코

히로시마 대학교 대학원 의치약보건학연구원
응용생명과학 부문 성인간호개발학 교수다.
미국 캘리포니아 주립대학과 프레즈노 대학교에서
노인간호CNS코스를 수료했고,
야마구치 대학교에서 의학박사 학위를 받았다.
급성기병원과 호스피스, 그룹 홈,[64]
치매질환치료병동, 방문간호,
고차(高次)뇌기능장애[65] 가족 지원 센터,
알츠하이머병 진단 센터 등
임상을 일본과 미국에서 경험했으며,
간호행정 경험도 있다.
현재는 교육과 함께 ㈜DPP헬스파트너를 경영하며
간호직을 통한 질환관리를 하고 있다.

간호의 본령을 발휘할 수 있는 재택요양

어머니는 신경계 난치병을 가지고 있었다. 그 병이 다계통위축증[66]으로 발전해 일흔일곱 살인 지금은 말은커녕 손가락 하나 움직이지 못한다. 하지만 방문간호와 방문돌봄 서비스 등의 지원을 받으며

---

64 장애인이나 노숙자가 자립할 때까지 소규모 시설에서 공동 생활하는 제도 - 옮긴이

65 실어증, 실행증, 실인증 및 기타 요소에 의한 정신기능장애 - 옮긴이

66 임상적으로 파킨슨 증상을 보이지만 다른 신경계통의 이상증상이 동반되는 만성 진행성 퇴행성 질환 - 옮긴이

재택요양 중이다.

어머니의 상태는 방문간호사의 처치 하나로 개선되기도 하고 악화되기도 한다(물론 주로 돌봐드리는 역할을 맡은 아버지와 딸인 나의 역할도 크지만). 방문간호사는 어머니가 열사병 등에 걸리지 않도록 온도와 습도를 1년 내내 일정하게 유지한다. 오연성(誤嚥性) 폐렴[67]을 예방하기 위해 아침·저녁마다 구강케어를 하고, 흡입과 흡인을 하고 있다. 체위를 연구해 사지근력훈련을 하고, 관절의 경축(오그라듦)을 예방해 기능 저하를 막는다. 영양과 수분의 균형이 깨지지 않도록 식사(현재는 위루술)나 수분의 양에 세심한 주의를 기울이고 있다. 또한 돌봄용 리프트로 휴대용 변기에 앉혀 배설을 시키고 있다. 장의 연동운동을 촉진해 적당한 자극을 주면서 배변에도 신경을 쓰고 있다. 그리고 다른 이상이 없는지 파악하려고 항상 온몸을 관찰하고 있다. 가족의 상황을 관찰해 조언을 하고, '인공호흡기를 사용할지'와 '임종을 어디서 맞을지', '치료의 선택' 등과 같은 윤리적인 문제에 대해서도 대처하고 있다. 방문돌봄 서비스가 없다면 어머니의 재택요양은 불가능하다.

의사의 방문치료는 한 달에 한 번 정도이며, 처치를 하는 경우는 매우 드물다. 방문간호사는 환자의 상태를 항상 관찰해 발열이나 호흡 상태 악화 등 다양한 생체정보를 종합해야 한다. 그럼으로써 폐렴이나 방광염 등이 생겼는지 판단한 다음 의사에게 보고하고 연락을

67　기관지로 음식 등을 잘못 삼켜 생기는 폐렴 – 옮긴이

취한다.

환자 케어를 위해서는 먼저 해부생리와 병태에 대한 이해가 필요하다. 다음으로 훈련을 통한 일련의 사고와 간호 기술을 갖춰야 한다. 예를 들어 기본적인 간호 기술 중 하나인 '물수건으로 몸 닦아 주기'는 몸을 청결히 해 상쾌함과 피부호흡을 촉진하고, 감염 예방, 호흡재활치료, 혈액순환 개선, 장의 연동운동 항진, 인지기능 향상, 그리고 무엇보다 삶에 대한 의욕을 갖게 하는 '따뜻한 스킨십'이라는 효과가 있다.

입원 그리고 퇴원 후의 각오

이렇게 지내던 어머니가 4년 전 작은 실수로 병원에 입원했다. 이때 그만 기저귀에 용변을 보고 말았다. 그 전에도 어머니는 집에서는 혼자서 몸을 뒤척이는 것이 불가능했다. 하지만 돌봄용 리프트를 이용해 휴대용 변기에서 용변을 보고, 낮에는 휠체어로 생활을 할 수 있었다. 그래서 이런 일은 한 번도 없었다.

식사도 먹기 좋은 크기로 잘라 잘못 삼키는 일이 없도록 했었다. 그런데 병원에서는 어느새 연동식으로 바뀌어 있었다. 언젠가 중도인지증 환자가 들어가는 노인보건시설을 방문했을 때 보건사인 시설장이 이렇게 말했다. "연하(嚥下, 삼킴)는 인간의 본능이기 때문에 마지막까지 남아 있는 기능입니다. 유동식으로 성급히 바꾸기 때문에 퇴화하는 것입니다." 그 말이 인상에 강하게 남아 있었다. 그래서 우리 가족은 어머니의 연하 기능을 유지시키기 위해 노력해 왔던 터였다.

입원해 있을 때는 말을 거는 사람도 없다 보니 어머니는 무표정하게 계속 누워만 있었다. 그래서 퇴원 후 집으로 오자마자 표정이 금세 밝아졌다. 어머니는 부엌에서 요리하는 소리나 창밖의 소음, 가족들의 대화 등을 들으며 일상을 되찾았다. 아침에 일어나면 속옷까지 다 갈아입히고 밤에는 잠옷으로 갈아입혔다. 철이 바뀔 때마다 "정말 잘 어울린다!"라고 말하며 분홍색 꽃무늬 옷을 입혀 드리기도 했다.

아버지는 "커뮤니케이션이 중요하다"면서 하루에 한 시간은 어머니의 손을 잡고 이야기하면서 TV를 함께 보았다. 물론 어머니는 아무런 반응이 없었다. 그러는 사이 간단한 역사문제집을 사와서 어머니에게 "답은 몇 번이야?"라고 묻기도 했다.

퇴원해 집에 왔을 당시에는 어머니가 가래를 잘 뱉지 못해 호흡 상태가 안정되지 않았다. 그래서 나는 어머니 옆에서 자면서 가래 소리가 날 때마다 일어나 석션을 했다.

급성기 의료에 완전히 익숙해진 나는(병원 근무를 하고 있는 덕도 있다), 가래가 막힐 때 나는 소리를 들으면 무서워서 견딜 수가 없다. 불안해서 다른 방에서 주무시는 아버지를 깨운 적도 있다. 아버지는 졸린 눈으로 "여기는 집이야!"라며 나를 크게 꾸짖었다. 그때 크게 깨달은 것이 있다. '우리 간호사들은 모든 의료행위를 해서 환자를 구하는 것 외에는 머릿속에 없기 때문에, 병원과 같은 수준의 의료 처치를 하지 않으면 불안해 한다는 점'이다.

재택의료를 중에는 그때그때의 상황을 받아들여야 한다. 우리 가족은 각오가 돼 있다. 인공호흡기는 달지 않기로 했다. 고통스럽지 않게 모르핀을 사용 중이다. 그리고 마지막까지 집에서 모실 것이다.

미국과 독일의 방문간호에서 생각하다

얼마 전 어머니는 가벼운 폐렴 증상으로 입원했다. 입원 중 처치는 항생제 링거주사뿐이었다. 이 정도는 집에서도 충분히 가능했다. 미국 대학원 시절 방문간호 실습을 나갔을 때였다. 환자 집에서 방문간호사가 고칼로리 수액을 놓고 있었다. 환자는 소파에 누워 있었고, 방문간호사가 말초삽입형 중심정맥관(PICC)를 삽입했다. 이동형 엑스레이 차량도 환자 집으로 불러 정맥관의 위치를 확인했다. 방문간호사는 택배로 배송된 고칼로리 수액을 냉장고에서 꺼내 관에 연결했다. 의사의 방문진료는 없었다. 간호사가 판단해 처치했다. 그것도 전문간호사가 아니라 일반 방문간호사였다.

독일 프랑크푸르트에서 방문간호 견학을 갔을 때도 그들의 제도는 매우 심플했다. 아침 7시부터 11시 반경까지 방문간호사가 약 열 집을 돈다. 혼자 사는 초고령자의 집을 열쇠로 열고 들어가 고령자를 침대에서 일으켜 세운 다음 휴대용 변기에 앉힌다. 그 사이 시트를 갈고 고령자가 볼일을 다 봤을 때쯤 휴대용 변기 채로 샤워실로 데리고 가 샤워를 시킨다. 그때 배설물을 치운다. 머리를 말리고 옷을 입히고 거실 탁자로 가서 간단한 아침 준비를 한 다음 약을 먹인다. 그후 다음 집으로 향한다. 이 모든 과정을 끝내는 데 30분 정도 소요된다. 그리고 저녁에는 이와 정반대 순서로 침대에 눕힌다. 필요한 의료 처치가 있으면 시행한다.

매일 이런 케어를 받으며 초고령자는 생을 마감할 때까지 집에서 생활한다. 일본이라면 절대 입원해야 하는 것으로 알려져 있는 천명이 있는 중증 심부전환자도 아름다운 숲속에 있는 자택에서 혼자 생활한다. 방문간호사는 청진기를 들지도 않는다. 방문하는 것은 간호사고, 역할이 중복되는 약제사나 영양사는 오지 않는다.

낭비 없는 의료, 돌봄 제공 시스템을 고민하다

지금 일본에서는 '팀의료', '지역포괄의료'라는 명목하에 한 명의 환자에게 많은 전문직 담당자들이 방문하고 있다. 개호복지사와 요양사는 신체돌봄 서비스나 식사 지원 서비스 등을 한다. 약제사는 약통에 약을 넣어 주고 약의 기능을 설명하고 간다. 관리영양사가 식사내용을 확인한다. 진료소의 의사가 간호사와 함께 방문해 혈압은 재고 상태를 관찰한다. 함께 간 간호사가 링거와 방광유치카테터를 교환할 때도 있다.

일본 이외의 선진국에서는 이 모든 일을 간호사 한 명이 전부 하고 있다. 인지기능이 다소 떨어진, 나이가 아흔 이 넘은 시아버지의 경우 퇴원 전 케어회의 때 재택케어 서비스를 제공하는 모든 직종의 전문가가 열두 명이나 모였다. 집에서 했던 케어회의에는 여덟 명이 참석했다. 그래서 시아버지는 "앉을 자리가 없네. 방석이 없어. 새아가, 차 좀 내 오거라!"라며 한바탕 소동을 일으키셨다.

많은 환자를 책임지고 있는 케어관계자와 개호사업자들은 바쁜 시간을 쪼개 회의에 참석한다. 이동시간까지 생각하면 큰 낭비다. 회의 내용이 반드시 모두 모여서 의논해야 할 정도인 것도 아니다. 해외의 사례처럼 케어매니지먼트를 하는 병원 측 간호사와 방문간호사 두 명이 케어를 이어 가면 끝날 일이다.

'친절함'이라는 말에 갇혀 일본은 뭔가 잘못 가고 있는 것이 아닐까? 일본의 사회보장비는 계속 늘어 의료보험과 개호보험 재정은 이미 바닥이 드러나고 있다. 다시금 진지하게 삶의 방식, 의료, 돌봄 제공 시스템을 개선할 때가 됐다고 생각한다.

용기를 내 행동하면 의료는 바뀐다

대규모 병원은 각 지역별로 한 곳만 남기고 자발적으로 폐쇄하도록 유도한 다음, 여기서 일하는 의사들을 핵심 급성기병원으로 옮긴다. 간호사는 재택케어 서비스와 방문간호 서비스 쪽으로 옮긴다. 그러면 지역의료는 충분해지기 때문에 '돌봄을 받지 못하는 사람들'이라는 말도 사라질 것이다. 대규모 병원에는 보통 간호사가 500명 정도 된다. 그 500명이 방문간호사가 되면 현재 2.5명인 방문간호스테이션을 200곳으로 늘릴 수 있다. 혹은 대규모 스테이션 하나를 설치해도 좋을 것이다. 그럼 그만큼 많은 사람들이 얼굴에 미소를 되찾고 마지막까지 자신이 살아온 익숙한 지역에서 생활할 수 있다.

국가가 용기를 내 지역별로 병원을 계획적으로 설치한다면 의료 과소지도 사라질 것이다. 그러나 지금 일본 의료기관의 약 60퍼센트는 의료법인이라 국가와 지방의 공공단체가 통폐합을 할 수 없다. 그렇기 때문에 일본 간호사 중 반이라도 좋으니 용기를 내 행동으로 옮겼으면 한다. 그러면 일본 의료는 틀림없이 크게 바뀔 것이다.

이 에피소드에서 배울 점

모리야마 미치코 씨는 임상간호, 행정, 교육, 해외에서의 간호 경험을 거쳐 현재는 대학의 교육자이자 연구자로 활동하고 있다. 또한 간호직을 통한 생활습관병 질병관리벤처비즈니스 방면에서 활발하게 활동 중이다. 그리고 고속도로로 한 시간 정도 떨어진, 난치병을 앓고 있는 어머니 집을 오가며 간병하고 있다. 또한 중도심부전과 인지증을 앓고 있는 시아버지의 재택요양도 하고 있다.

모리야마 씨는 이처럼 다양한 경험을 바탕으로 일본 의료와 돌봄 서비스는 전환기를 맞고 있다고 말한다. 의료인이 자신의 활동영역을 병원으로만 한정시킬 것이 아니라, 재택케어 서비스로 주체적으로 옮겨 가는 행동이야말로 의료와 돌봄 제공 시스템을 변화시키는 길을 열리라 제안하고 있다.

단, 의료인이 재택케어 서비스로 옮겨 갈 때 '급성기병원에서 의료행위를 통해 생명을 구한다'라는 의료모델을 그대로 재택케어 서비스에 적용시키면 의미가 없다. '재택케어 서비스에서는 각 개인의 생활을 최우선으로 하는 생활모델'로 개념과 행동, 태도를 완전히 바꿔야 한다. 병원에서는 '환자'였지만 자기 집에서는 '생활인'의 얼굴로 돌아갈 수 있도록 병원의료와 재택케어 서비스는 각각 다른 역할과 장점이 발휘돼야 한다는 점을 새삼 깨닫게 한다.

자신이 환자, 환자의 가족이었던 소중한 경험

이 책에는 집필자 여러분들로부터 받은, 의료관계자가 환자나 환자 가족이 됐던 귀중한 경험을 담았다. 성별과 연령대, 병세나 처한 상황은 실로 다양하지만, '환자나 환자 가족이 되면서 알게 된 필요'는 비슷했다.

먼저 '생명과 직결되는 치료의 필요'는 그다지 높지 않았다. 이 책에 등장한 일반인들이 많이 걸리는 병에 대해서는 치료 수준이 높다는 것을 다시 한 번 확인할 수 있었다.

'극심한 통증의 경우 증상 완화에 대한 필요'가 여러 번 지적됐다. 통증이나 가려움증 등 생명에는 지장이 없지만, 정작 본인에게는 매우 괴로운 증상에 대한 충분한 대처가 이루어지고 있는지 다시 한 번 재고할 필요가 있어 보인다.

'환자의 심리적인 측면이나 생활에 눈을 돌린 대처에 대한 필요'는 놀라울 정도로 공통적으로 나타났다. 이 필요를 잘 들여다보면 환자와 가족은 각자 그들의 생활과 인생 경험에 따라 '의료인은 상상조차 하기 어려운 이유' 때문에 말을 하지 못하고 있다. 이러한 필요에 대한 접근은 매뉴얼이나 표준 진료지침만으로는 어렵다. 즉, "작은 것도 매우 중요한 사항일 수 있으니 주저하지 마시고 질문하세요"라는 의료인의 질문에서부터 시작된다. 그리고 병명이나 예후가 심각할 때는 환자와 가족이 현실을 받아들이도록 해야 한다. 그럼으로써 기존 생활과의 균형을 잡아가면서 방향을 찾아갈 수 있도록 심리적인 지원과 의사결정에 대한 도움을 항상 주어야 한다.

'표준 진료지침과 매뉴얼에 대해 환자와 이야기하면서 탄력적으로 응용하는 것'도 여러 사람이 희망하는 것이다. 이는 환자의 회복단계에 따라 희망사항을 반영하면서 탄력적으로 케어해 함께 살아가는 케어를 만들어 가자는 제안이기도 하다. 이 제안은 환자에게도 좋은 것이지만, 의료인에게도 창조적인 업무 스타일을 제공할 일이다.

그렇다면 의료관계자들은 환자나 환자의 가족이 된 경험을 통해 어떤 점을 깨달았을까? 이 부분에 대해 알고 있으면 독자 여러분이 같은 입장이 됐을 때 많은 참고가 될 것이다.

- 당사자가 된 자신의 심신상태와 가족, 주위의 상황을 케이스 스터디의 기회로 삼아 잘 따져 본다.
- 병원 선택에서부터 병원 현관 도착, 병원에서 머물 때, 집으로 돌아오기까지의 과정, 그리고 환자, 치료, 통원치료 등에 대해 기존의 의료관계자의 입장에서 생각하던 것과 환자 입장이 됐

을 때 다르게 느낀 점을 찾아낸다.

- 환자나 환자 가족이 된 경험을 통해 발견한 것과 의문점, 문제 의식을 소중히 간직한다.
- 직장 회의나 연수, 학교 수업 등에서 '의료인과 환자 양쪽의 시선'으로 의료관계자, 환자, 가족, 친구와 대화한다.

의료관계자가 환자나 그 가족이 되는 경험을 하는 것에는 매우 중요한 의미가 있음을 새삼 깨달았다. 이와 관련해 '의학지식이 있는 친구'와 같은 상담활동을 하는 매기암 센터의 바니 번 씨와 일본의 암 간호 전문 간호사를 꿈꾸는 대학원생들이 나눈 대화를 소개한다.

바니 씨는 대학원생이 "의료인이 환자의 입장에 서려면 어떻게 하면 좋을까요?"라고 질문하자, "의료인은 환자의 입장이 될 수 없습니다"라며 상냥하지만 단호한 말투로 말했다. 그 자리에 있던 모든 사람들이 놀랐지만, 생각해 보면 맞는 말이었다. 바니 씨 말의 요지는 '의료관계자와 환자, 가족은 입장이 다르다'라는 사실에서 출발해야 한다는 것이다. 그렇다고 해서 '환자의 입장은 될 수 없다는 말은 의료인의 입장만으로 충분하다'라는 의미는 아니다. 즉, '의료관계자가 환자나 가족이 되는 경험을 한 경우, 이를 잘 활용하려는 노력을 하면 두 입장을 잇는 역힐을 할 수 있다'라는 뜻이었다.

한 간호사는 암에 걸린 이후의 삶에 대해 이렇게 표현했다.

"막상 환자의 입장이 되고 보니, 의료인은 환자에 대해 전혀 모르고 있다는 사실을 깨달았습니다. 그 후로 '환자의 입장'과 '의료인의 입장'이 뒤섞여 꽤 오랫동안 혼란스러웠습니다. 몇 년이 지나서야 겨우 두 입장의 균형이 잡히면서 상황에 따라 대처할 수 있게 됐습니다. 환자의 입장을 경험하면서 제 가치관이 명확해졌고, 사람을 케어할 때 중요한 사생관[68]이 생겼으며, 의료인과 환자 양쪽 모두의 시각에서 의료를 생각할 수 있게 되었습니다. 이 경험을 의료기술의 개발과 의료종사자 교육, 환자의 취업 지원, 의료인이자 환자의 피어서포트 역할 등에 활용할 수 있을 것이라 생각합니다."

이렇듯 환자와 그 가족으로서의 체험을 통해 기존에는 의료관계자의 전문적인 지식과 정보, 기술로만 이해했던 것이 마음의 확신으로 바뀌는 경우가 있다. 환자와 그 가족으로서 품게 된 의문과 발견은 귀중한 연구 주제일 것이다. 문제의식을 소중하게 여기면서 계속 갖고 있다면 납득할 수 있는 케어를 실현할 수 있을 것이다.

마지막으로 다시 한 번 '프롤로그'에서 소개한, 의료인이 환자와의 대화를 주저하게 되는 이유에 대해 생각해 보고자 한다. 이 문제 해결에 힌트가 될 만한 것들이 이 책 안에서 많이 발견됐다.

"환자의 이야기를 다 듣다 보면 진료시간이 길어져 일을 다 처리할 수가 없다."

바쁠 때는 환자와의 아이 콘텍트(시선 맞추기)와 가벼운 말 한마디만으로도 마음이 통할 수 있다는 것을 알 수 있었다.

"모든 환자의 이야기를 다 들을 수는 없는 노릇이니 불공평하게

비춰질 것 같다.”

이 경우는 의료관계자들의 사정을 이야기하면 서로 이해할 수 있게 돼 불공평한 느낌을 줄일 수 있을 것이다.

“환자들은 예민하기 때문에 본의 아니게 화나게 하거나 상처를 줄까 두렵다.“

물론 이 부분은 쉽지 않다. 이럴 때는 자신이 환자의 입장이나 또는 환자의 가족이었다면 어땠을지 상상하면서 대처하는 것도 좋을 것이다. 그러면 어느 정도는 변화될 수 있을 것이다. 또는 환자에게 “이런 이야기를 해도 괜찮을까요?”라고 먼저 확인을 하는 것도 좋을 것이다.

“환자들의 이야기를 듣다 보면 꼭 해결해 줘야 할 것 같은 생각이 드는데, 그렇게까지는 책임질 수 없다.”

환자도 자신이 안고 있는 문제에 대한 답이나 해결책을 쉽게 찾을 수 없다는 것은 잘 알고 있다. 그저 누군가(의료인)가 환자의 이야기를 들어 주고 공감해 주는 것만으로도 환자는 기운을 되찾고 다시 일어날 큰 힘을 얻는다.

극히 개인적인 경험을 다큐멘터리 형식으로 소개해 많은 가르침을 주신 집필자 여러분께 진심으로 감사드린다. 그리고 프리랜서가 된 내게 먼저 손을 내밀어 주신 의학서원의 소다 도모히로 씨가 흔쾌히 수락해 주신 덕분에 ‘환자의 시선-의료관계자가 환자, 가족이 되다’의 연재를 시작할 수 있었기에 감사를 드린다. 단행본 편집을 맡아 준 다카노 교코 씨와 우카가와 아츠코 씨, 그리고 이 책을 쓸 때 고민

하는 내게 애정 어린 조언을 해 준 나나오 기요시 씨에게도 감사의
마음을 전한다.

집필자 여러분들과 함께 인간적으로 마음이 통하는 '납득할 수 있
는 케어'를 만들기 위한 씨를 뿌리는 것이라 생각하는 마음으로 이
책을 편찬했다. 많은 의료관계자들이 이 책을 자신의 환자와 가족으
로서의 경험을 되짚어 보고, 가까운 사람들이나 환자, 환자의 가족과
이야기를 나누는 계기로 삼기를 희망한다.

2014년 봄
무라카미 기미코

이 책에 수록된 내용은 다음의 글에 가필 및 수정, 제목 수정, 새로 쓴 것으로 구성되어 있다.

제1장

환자, 가족의 걱정거리는 의료인을 상상을 초월한다-아버지와 나, 두 번의 수술(가츠하라 유미코, 〈간호관리〉, vol.23 no.12, 1054-1055,2013)

수술 후 통증은 당연하다? 자궁근종으로 난생 처음 받은 수술(미와 교코, 〈간호관리〉, vol.23 no.1, 68-69,2013

통증을 완화하는 "처치"와 "희망을 가져다 주는 말"이란?(아보 준코, 〈간호관리〉, vol.23 no.3, 230-231, 2013)

불안할 때 무엇을 알아야 안심하나?-이비인후과 수술로 입원하나(후지노 야스히라, 〈간호관리〉, vol.23 no.4, 320-321, 2013)

"생활 상의 불안"에 대한 간호상담지도, 외래와 도심에도 있다면-이비인후과 수술로 생각한 퇴원 후 지원(후지노 야스히라, 〈간호관리〉, vol.23 no.5, 416-417, 2013)

제2장

부부가 당사자가 된 험난했던 한 달을 경험하고-아내가 암!? 의사 부인의 가슴 속에는……(니시무라 겐이치, 〈간호관리〉, vol.23 no.7, 608-609, 2013)

의학지식을 가진 친구와 같은 심리적 지원-고지, 수술 후 혼란에서 벗어나 자신을 되찾다(오이카와 유리코, 〈간호관리〉, vol.22 no.5, 434-435, 2012)

그 사람의 치료의 의미를 생각하다-간호사인 내가 유방암에 걸렸다 1(다카야마 마사코, 〈간호관리〉, vol.22 no.2, 152-153, 2012)

이런 곳이 있었으면 좋겠다 "외래카페"-간호사인 내가 유방암에 걸렸다 2(다카야마 마사코, 〈간호관리〉, vol.22 no.3, 252-253, 2012)

암 생존자와 직장 긍정적인 시각에서 보면(다카야마 마사코, 〈간호관리〉, vol.23 no.2, 146-147, 2013)

간호관찰과 보고, 지시 안에서 나는 보호 받고 있었다-26세에 암선고를 받고 건강한 마흔을 맞이하다(우에노 하지메, 〈간호관리〉, vol.22 no.4, 358-359, 2012)

받아들일 수 있는 인생 받아들일 수 있는 죽음-'4기 선고'로부터 1년 반(이케다 쇼조, 〈간호관리〉, vol.22 no.6, 508-509, 2012)

'쿠라의 신화'와 '좋은 케어'에 대해-외래 '온콜로지센터'를 다니면서(이케다 쇼조, 〈간호관리〉, vol.22 no.12, 1068-1070, 2012)

제3장

아버지와 시어머니의 위루술 표현하기 어려운 감정-연명의료에 관한 선택의 기로에 서다(아보 준코, 〈간호관리〉, vol.22 no.13, 1176-1177, 2012)

'기본적으로는 DNR' 그러나 현실은……-구급차로 병원 처치실로 옮진 이후(M.T. : 〈간호관리〉, vol.21 no.13, 1206-1207, 2011)

스토리가 있는 인생의 마지막-발관하길 잘했다 구급차로 옮겨진 이후(나카무라 요리코, 〈간호관리〉, vol.22 no.1, 66-67, 2012)

시선과 한 마디 입원 후 2주 동안 어머니의 임종케어를 하다(모치즈키 마사토시, 〈간호관리〉, vol.22 no.7, 590-591, 2012)

세상을 떠나기 전 한 말의 기록이 글리프케어가 된다-병원에서의 임종케어(모치즈키 마사토시, 〈간호관리〉, vol.23 no.6, 520-521, 2013)

암으로 세상을 떠나는 사람, 보내는 사람 서로의 상황을 상상한 커뮤니케이션-아버지가 식도암으로 1 첫 입원(이케다 아사코, 〈간호관리〉, vol.21 no.10, 926-927, 2011)

암으로 세상을 떠나는 사람, 보내는 사람 "인생에 눈을 돌린 케어"-아버지가 식도암으로 2 퇴원 후(이케다 아사코, 〈간호관리〉, vol.21 no.11, 1018-1019, 2011)

제4장

표준 진료지침+환자에 대한 관심=간호-퇴원한 날 고열로 다시 외래를 찾다(사카키바라 치아키, 〈간호관리〉, vol.21 no.5, 410-411, 2011)

극심한 통증으로 외래를 찾다⋯⋯-도움을 준 종합안내-요통으로 허리디스크수술을 받다 1(무라카미 기미코, 〈간호관리〉, vol.22 no.10, 890-891, 2012)

첫 입원 경험을 통한 납득-요통으로 허리디스크수술을 받다 2(무라카미 기미코, 〈간호관리〉, vol.22 no.11, 986-987, 2012)

"당신의 입장에서 함께 생각하는 고지"로 앞으로 나아갈 수 있었다 1/고지(무라타 미야비, 〈간호관리〉, vol.21 no.6, 500-501, 2011)

의료인 대 환자 + 2인칭의 관계=스트레스 감소-남편이 폐암!? 2/탈수(무라타 미야비, 〈간호관리〉, vol.21 no.7, 594-595, 2011)

주치의의 담력 좋은 주임-1차 의료의 최전선(미야비, 〈간호관리〉, vol.22 no.9, 812-813, 2012)

흔들리는 선택 기회는 한 번뿐? 이제야 말할 수 있는 외래수혈소동-남편이 폐암! 치료 후 5년이 된 시점(무라타 미야비, 〈간호관리〉, vol.23 no.9, 812-813, 2013)

제5장

메뉴얼을 넘어 진심으로 환자를 받아들이는 순간-마음에 남는 병동 간호사의 특징(후지와라 루미, 〈간호관리〉, vol.21 no.9, 840-841, 2011)

수술 희망날짜를 말하지 못 할 줄이야, 왜 주저하게 되는가?-역아로 계획에 없던 제

왕절개(사이토 모토코, 〈간호관리〉, vol.21 no.12, 1114-1115, 2011)

조산사는 상냥한 마법사 중요한 것은 긴장을 푸는 것-아무 것도 모르던 초산을 알게 해준 건강교육(오쿠보 나오코, 〈간호관리〉, vol.23 no.10, 904-905, 2013)

조산사는 최고의 길잡이!-'순산의 집'을 이루는 네 개의 기둥이란?(오쿠보 나오코, 〈간호관리〉, vol.23 no.11, 964-965, 2013)

골절치료 중 "참기 어려운 가려움"에 대한 간호사의 눈길-깁스 외래에서의 한 장면 (무라카미 기미코, 〈간호관리〉, vol.21 no.4, 328-329, 2011)

인생, 의료, 개호의 제공 지금 재고가 필요하다-난치병을 앓고 있는 어머니의 재택 요양 중에(모리야마 미치코, 〈간호관리〉 vol.23 no.13, 1160-1161, 2013)

참고문헌

- 히가시오 아이코 편 : 《메디컬 타운의 회생력-영국 매기 센터에서 배우다》, 《30년 후 의료의 모습을 생각하는 모임, 2010》

- 무라카미 기미코 : 《커뮤니티케어 탐방 암환자가 "상담하는 장"의 힘사람의 힘》-경험에서 지원이 생겨난다 - 영국의 매기 암센터 CEO 로라 리, 커뮤니티케어, 14(3, 5), 2012.

- 가마타 게이코, 《케어 중심의 임종케어-평온한 마지막을 맞이하기 위해》, 노인케어연구, 36, 28~36, 2001.

- 다케니시 히로코, 〈안이한 가능과 우월의 전제〉, 요미우리신문 2011년 7월 1일자 석간.

- 쿠라의 어원 : 나카야마 쇼, 다카하시 다카오 편저, 《케어론의 사정》(구마모토대학교 생명윤리연구회논집(2)), 규슈대학교 출판회, 4, 2001. 출저는 《바이오에식스백과사전》(케네디윤리연구소)로 돼 있다.

- 조르게의 어원 : 《신현대독일(獨日)사전》(산슈샤(三修社) 2008, 4). 또한 구와키 츠토무가 번역한 이와나미문고판 《존재와 시간》에는 sorge는 '관심'으로 번역돼 있다. 이것이 정확 번역인지는 모르겠다.

환자의 시선

펴   냄 2015년 12월 30일 1판 1쇄 박음 | 2016년 1월 10일 1판 1쇄 펴냄
편   저 무라카미 기미코
옮 긴 이 김지원, 윤지나
펴 낸 이 김철종
펴 낸 곳 (주)한언
등록번호 제1-128호 / 등록일자 1983. 9. 30
주   소 서울시 종로구 삼일대로 453(경운동) KAFFE 빌딩 2층(우 110-310)
          TEL. 02-723-3114(대) / FAX. 02-701-4449
책임편집 주소림, 장웅진
디 자 인 정진희, 이찬미, 김정호
마 케 팅 박영준
홈페이지 www.haneon.com
e - m a i l haneon@haneon.com

이 책의 무단전재 및 복제를 금합니다.
책값은 뒤표지에 표시되어 있습니다.
잘못 만들어진 책은 구입하신 서점에서 바꾸어 드립니다.
ISBN 978-89-5596-741-8 13510

「이 도서의 국립중앙도서관 출판예정도서목록(CIP)은 서지정보유통지원시스템 홈페이지(http://
seoji.nl.go.kr)와 국가자료공동목록시스템(http://www.nl.go.kr/kolisnet)에서 이용하실 수 있습
니다.(CIP제어번호: CIP2015034858)」

한언의 사명선언문

Since 3rd day of January, 1998

Our Mission – 우리는 새로운 지식을 창출, 전파하여 전 인류가 이를 공유케 함으로써 인류 문화의 발전과 행복에 이바지한다.

– 우리는 끊임없이 학습하는 조직으로서 자신과 조직의 발전을 위해 쉼 없이 노력하며, 궁극적으로는 세계적 콘텐츠 그룹을 지향한다.

– 우리는 정신적·물질적으로 최고 수준의 복지를 실현하기 위해 노력 하며, 명실공히 초일류 사원들의 집합체로서 부끄럼 없이 행동한다.

Our Vision 한언은 콘텐츠 기업의 선도적 성공 모델이 된다.

> 저희 한언인들은 위와 같은 사명을 항상 가슴속에 간직하고
> 좋은 책을 만들기 위해 최선을 다하고 있습니다.
> 독자 여러분의 아낌없는 충고와 격려를 부탁 드립니다.
> • 한언 가족 •

HanEon's Mission statement

Our Mission – We create and broadcast new knowledge for the advancement and happiness of the whole human race.

– We do our best to improve ourselves and the organization, with the ultimate goal of striving to be the best content group in the world.

– We try to realize the highest quality of welfare system in both mental and physical ways and we behave in a manner that reflects our mission as proud members of HanEon Community.

Our Vision HanEon will be the leading Success Model of the content group.